ENTDECKEN SIE IHRE HEILKRAFT

MIT

EFT

ERIC BESSONNE

Haftungsausschluss

Obwohl EFT bemerkenswerte Ergebnisse liefert und ihre Wirksamkeit durch zahlreiche akademische Studien belegt ist, sollte sie dennoch als experimentelle Methode betrachtet werden. Indem Sie die Anweisungen in diesem Handbuch befolgen, erklären Sie sich damit einverstanden, die volle Verantwortung für Ihre psychische Gesundheit und Ihr emotionales und körperliches Wohlbefinden in jeder Hinsicht zu übernehmen. Der Autor und die Übersetzer übernehmen keine Verantwortung für die Art und Weise, wie Sie EFT anwenden. Dieses Handbuch ist kein Ersatz für einen qualifizierten Therapeuten. Indem Sie dieses Handbuch verwenden, stimmen Sie diesem Haftungsausschluss zu.

Zu Ehren meiner Frau Victoria, ohne die dieses Werk nie zustande gekommen wäre!

VORWORT

Im Therapiebereich kann man bekanntlich auf sehr unterschiedliche und manchmal überraschende Methoden stoßen. Einer dieser Ansätze, die Emotional Freedom Technique (EFT), auch "Tapping" oder "Klopfen" genannt, taucht wie ein leuchtender Stern am Firmament der Heilung von Emotionsstörungen auf. In den Händen von erfahrenen Therapeuten erweist sich EFT als ein kraftvolles und effektives Therapiewerkzeug, um emotionale Blockaden zu lösen, seelisches Leiden zu lindern und ein ganzheitliches und nachhaltiges Wohlbefinden zu fördern.

Als Therapeut habe ich mich seit vielen Jahren mit der Erforschung innovativer Methoden beschäftigt und habe dabei die tiefgreifende und transformative Wirkung von EFT erlebt. Ich habe mit neuem Enthusiasmus dieses Buch geschrieben, da ich meine Erkenntnisse nicht nur den Praktikern, die ich ausbilden durfte, sondern einem breitem Publikum zugänglich machen möchte.

Die EFT-Klopfakkupressur, die oft als "nadellose emotionale Akupunktur" bezeichnet wird, verbindet die jahrtausendealte Weisheit der chinesischen Medizin mit der modernen, klassischen und energetischen Psychologie. Im Zentrum dieses Ansatzes steht die Erkenntnis, dass emotionale Störungen mit energetischen Ungleichgewichten im Körper zusammenhängen. Durch eine Kombination aus sanftem Klopfen auf bestimmte Körperpunkte und der Aussprache von Gedanken und Emotionen erleichtert EFT das Lösen emotionaler Spannungen und stellt so die Harmonie im Energiehaushalt wieder her. Dass diese Technik wirksam ist, belegen zahlreiche Forschungsergebnisse der modernen Psychologie, von denen einige am Ende dieses Handbuches aufgeführt sind. Auf die TCM (Traditionelle Chinesische Medizin) soll jedoch in diesem Buch nicht näher eingegangen werden.

Auf den folgenden Seiten entdecken Sie die wesentlichen Prinzipien der EFT, die durch verschiedene Abbildungen und konkrete klinische Fallbeispiele veranschaulicht werden. Außerdem werden wir beeindruckende Zeugenberichte von Menschen entdecken, die EFT angewendet haben, und die die Wirksamkeit dieser Methode belegen. Gemeinsam werden wir die vielen Anwendungsgebiete von EFT darlegen, von der Stressbewältigung über die Aufarbeitung vergangener traumatischer Erlebnisse und Ängsten vor anstehenden Ereignissen bis hin zur Leistungssteigerung und der Förderung einer optimalen psychischen und emotionalen Gesundheit.

Auf diesen Seiten lade ich Sie ein, sich auf eine persönliche Entdeckungsreise zu begeben und EFT als einen wertvollen Verbündeten auf Ihrem Weg zu emotionalem Wohlbefinden zu erwägen. Möge dieses Buch als aufschlussreicher Leitfaden und inspirierende Ressource für all jene dienen, die sich nach einem erfüllteren und ausgeglicheneren Leben sehnen.

Willkommen in der transformativen Welt der Emotional Freedom Technique.

EINLEITUNG

"Heute haben alle Menschen die Krankheit, sich zu heilen." Albert Willemetz

Auf unserer Reise auf Erden durchläuft jeder Mensch eine komplexe und manchmal stürmische Gefühlslandschaft. Die mehr oder weniger einschneidenden Ereignisse in unserem Leben hinterlassen oft tiefe Spuren in unserer Psyche und führen zu emotionalen Blockaden, die unser körperliches, geistiges und emotionales Wohlbefinden beeinträchtigen können. Angesichts dieser Herausforderungen suchen viele Menschen nach Möglichkeiten, diese stagnierende Energie freizusetzen, traumatische Erlebnisse aus der Vergangenheit zu überwinden und einen Weg zu einem erfüllteren Leben zu schaffen.

In diesem Streben nach emotionaler Heilung und persönlicher Veränderung entstand die Emotional Freedom Technique (EFT), auch bekannt als "Tapping", als revolutionäre Methode. Der innovative Ansatz verbindet die jahrtausendealte Weisheit der traditionellen chinesischen Medizin mit modernen psychologischen Prinzipien und schafft so eine kraftvolle Methode, mit der sich negative Emotionen lösen und das energetische Gleichgewicht des Körpers wiederherstellen lassen.

Das vorliegende Buch, "Entdecken Sie Ihre Heilkraft mit EFT", ist eine Einladung, in die faszinierende Welt der EFT einzutauchen. Ob Sie Neuling auf dem Gebiet sind oder erfahrener Therapeut, der das Thema einfach nur vertiefen möchte, diese Seiten bieten eine umfassende Einführung in die EFT, von den allgemeinen Grundlagen bis hin zu ihren praktischen Anwendungen im Alltag.

In den einzelnen Kapiteln behandeln wir nicht nur die Grundlagen von EFT sondern enthüllen auch die subtilen Mechanismen, die hinter dieser Technik stehen. Wir untersuchen auch ihre Wirksamkeit bei der Stressbewältigung, der Lösung von Traumata und der Förderung eines ganzheitlichen Wohlbefindens. Beeindruckende Berichte von Menschen, die ihr Leben mit EFT verändert haben, verdeutlichen, wie EFT die Tür zu innerer Heilung und Selbstverwirklichung öffnen kann.

Auf dieser Reise werden wir auch einige Vorurteile, die EFT betreffen, aufklären und die neuesten wissenschaftlichen Forschungsergebnisse erläutern, die ihre positive Wirkung auf die geistige und körperliche Gesundheit belegen. Wir werden die verschiedenen Arten von EFT erforschen, die auf spezifische Bedürfnisse zugeschnitten sind, wie z.B.

Stress- und Schmerzbewältigung, Gewichtsabnahme, Phobien, Zwangsstörungen und viele andere.

Ob Sie nun neugierig auf einen innovativen Ansatz zur Bewältigung emotionaler Herausforderungen sind oder bereits von der Wirkung der EFT überzeugt sind, dieses Buch ist so konzipiert, dass es Sie in jeder Phase Ihrer Entwicklung begleitet. Bereiten Sie sich darauf vor, in ein Abenteuer der emotionalen Heilung, der Selbstfindung und der persönlichen Veränderung einzutauchen. Die befreiende Energie von EFT wartet auf Sie, bereit, Sie zu einem erfüllten und ausgeglichenen Leben zu führen.

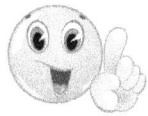 *Dieses Buch wurde vom Autor bewusst in relativ kurze Kapitel aufgeteilt, um das Erlernen dieser Technik zu erleichtern.*

VORSTELLUNG DES AUTORS

"Wissen bedeutet, Kenntnisse zu teilen, die uns wachsen lassen. " Olivier Lockert

Eric BESSONNE ist 1962 in Frankreich geboren und zeigte schon früh ein Interesse an Psychologie und seelischem Wohlbefinden. Er wuchs in einer Familie auf, in der das emotionale Gleichgewicht geschätzt wurde, und hatte ein besonderes Gespür für die zwischenmenschliche Dynamik und die Auswirkungen von Emotionen auf die psychische Gesundheit. Er wurde Achtsamkeitspraktiker und spezialisierte sich auf Emotionen. Er erwarb an der medizinischen Fakultät ein Universitätsdiplom für neurologisch-funktionelle Pathologien. Seine Kompetenzen auf dem Gebiet der Kurztherapien, der Mikroernährung, der Homöopathie und der Pflanzenheilkunde sowie im speziellen der pathologische Hypersensibilität erlangte er während seines Studiums der integrativen Medizin.

Der Wendepunkt in seiner Karriere kam Anfang der 2000er Jahre, als er die Emotional Freedom Technique (EFT) kennenlernte, einen innovativen Ansatz, der die westliche Psychologie mit Elementen der traditionellen chinesischen Medizin verbindet. Fasziniert von dem Potenzial der EFT, emotionale Blockaden zu lösen, beschloss er unverzüglich, sich mit dieser Methode näher zu beschäftigen.

Nach intensiven Schulungen unter der Anleitung des berühmten Dr. Dawson CHURCH, der in den USA und weltweit für seine Forschungen und klinischen Studien zu EFT bekannt ist, hat sich Eric BESSONNE schnell einen Ruf als EFT-Experte erworben, der seine Leidenschaft als Trainer mit seiner Tätigkeit in seiner Praxis verbindet. Er hat mehrere Artikel in Fachzeitschriften veröffentlicht, in denen er die Anwendung von EFT in verschiedenen Bereichen wie Stressbewältigung, Traumaheilung und Verbesserung zwischenmenschlicher Beziehungen erforscht.

Bereit sein Wissen weiterzugeben, entwickelte er ein Ausbildungsprogramm für klinisches EFT und bildete zahlreiche Praktiker aus, die die Methode anschließend in ihrer eigenen Praxis anwenden konnten. Er hat auch als Mentor für viele junge Therapeuten fungiert und seine Erfahrung und Kompetenz weitergegeben.

Er wird regelmäßig zu internationalen Konferenzen eingeladen und gehört zu den führenden Experten auf dem Gebiet der pathologischen Hypersensibilität.

Trotz seiner beruflichen Erfolge bleibt Eric BESSONNE bescheiden und widmet sich seiner Arbeit. Er ist verheiratet und hat fünf Kinder. In seinem Alltags- und Familienleben findet er viel Inspiration, um die Rätsel des menschlichen Geistes weiter zu erforschen.

BEDEUTUNG DES UMGANGS MIT EMOTIONEN

"Gefühle führen uns in die Irre: Das ist ihr Hauptverdienst." Oscar Wilde

Der Umgang mit Emotionen ist ein grundlegender Aspekt des psychologischen Wohlbefindens und des persönlichen Erfolgs. Denn die Fähigkeit, Emotionen zu verstehen, zu erkennen und zu regulieren, spielt eine entscheidende Rolle bei der Entscheidungsfindung, in zwischenmenschlichen Beziehungen, bei der Produktivität und sogar bei der körperlichen Gesundheit. In diesem Buch werden wir die Bedeutung des Umgangs mit Emotionen und ihre Auswirkungen auf verschiedene Aspekte des täglichen Lebens eingehend erforschen.

Das emotionale Bewusstsein

Der erste Schritt im Umgang mit Emotionen ist das emotionale Bewusstsein. Es ist von entscheidender Bedeutung, die eigenen Emotionen und die der anderen erkennen und verstehen zu lernen. Dies führt nicht nur zu einer erhöhten emotionalen Intelligenz, sondern verbessert auch die Kommunikation und zwischenmenschliche Beziehungen. Wir werden auf die Vorteile des emotionalen Bewusstseins im beruflichen und privaten Bereich eingehen.

Der Einfluss der Emotionen auf die Entscheidungsfindung

Emotionen haben einen großen Einfluss auf unsere Entscheidungen und Handlungen. Ein unangemessener Umgang mit Emotionen kann zu impulsiven und irrationalen Entscheidungen führen. Andererseits fördert ein angemessener Umgang mit Emotionen das Treffen fundierter und überlegter Entscheidungen. Wir werden anhand von Fallstudien und konkreten Beispielen erörtern, wie ein besserer Umgang mit Emotionen mithilfe von EFT die Entscheidungsfindung positiv beeinflussen kann.

Zwischenmenschliche Beziehungen und Empathie

Der richtige Umgang mit Emotionen ist der Schlüssel zum Erfolg in zwischenmenschlichen Beziehungen. Er hilft, die Gefühle anderer besser zu verstehen, fördert Einfühlungsvermögen und stärkt soziale Bindungen. Die Emotionsregulierung ist ein wichtiger Aspekt bei der Lösung von Konflikten, der Stärkung von Beziehungen innerhalb der Familie und der Schaffung eines positiven Arbeitsumfelds.

Berufliche Leistung und Produktivität

Im beruflichen Kontext ist der Umgang mit Emotionen ein entscheidender Faktor für den Erfolg. Ein unbewusster Umgang mit Emotionen kann zu Stress, Frustration und geringerer Produktivität führen. Umgekehrt fördert ein bewusster Umgang mit Emotionen ein positives Arbeitsumfeld, regt die Kreativität an und verbessert die Gesamtleistung von Einzelpersonen und Teams.

Körperliches und geistiges Wohlbefinden

Die Vorteile des bewussten Umgangs mit Emotionen beschränken sich nicht nur auf den psychologischen Bereich, sondern haben auch erhebliche Auswirkungen auf die körperliche Gesundheit. Störungen der Emotionsregulation können zu gesundheitlichen Problemen wie Bluthochdruck, Schlafstörungen und sogar Herz-Kreislauf-Erkrankungen beitragen. Wir werden erforschen, wie der emotionale EFT Ansatz zu einem wesentlichen Bestandteil einer gesunden Lebensweise werden kann.

Zusammenfassend lässt sich sagen, dass der bewusste Umgang mit Emotionen eine zentrale Rolle für das allgemeine Wohlbefinden spielt, und sich positiv auf die persönliche Entwicklung, den beruflichen Erfolg, die Aufrechterhaltung einer ausgewogenen Gesundheit und alle anderen Aspekte des täglichen Lebens auswirkt. Durch die Entwicklung dieser Fähigkeit kann jeder ein erfülltes Leben führen, sowohl im persönlichen als auch im beruflichen Bereich.

STRESS UND SEINE FOLGEN

"Stress ist nichts anderes als die eingestandene Bereitschaft, sich nicht gewählten Zwängen zu unterwerfen" Grégoire Lacroix

Wenn es um den Umgang mit Emotionen geht, sollte natürlich auch dem Stress und seinen Folgen ein Kapitel gewidmet werden.

Immer wieder wird uns bewusst wie wichtig es ist, Stress global zu verstehen, seine Warnsignale zu erkennen und wirksame Strategien zu entwickeln, um seine schädlichen Folgen zu reduzieren. Angesichts einer Welt, in der Stress allgegenwärtig zu sein scheint, wird der gesunde Umgang mit Stress nicht nur zu einer Notwendigkeit, sondern auch zu einer wichtigen Fähigkeit, um unser körperliches und geistiges Wohlbefinden zu bewahren. EFT wird uns im Zusammenhang mit dieser Problematik eine große Hilfe sein.

Die Ursachen von Stress

Stress ist zu einem ständigen Begleiter in unserem modernen Leben geworden und beeinträchtigt unser körperliches und geistiges Wohlbefinden. Dieses Kapitel erforscht die tieferen Wurzeln von Stress und greift dabei die psychologischen, gesellschaftlichen und biologischen Faktoren auf, die zu dieser universellen Erfahrung beitragen.

Stress hat biologische Wurzeln, die eng mit unserer von unseren Vorfahren geerbten "fight or flight"-Reaktion verknüpft sind. Cortisol, ein Schlüsselhormon in der Stressreaktion, kann durch alltägliche Situationen ausgelöst werden und trägt so zu einem hohen Maß an chronischem Stress bei.

Auch soziale, wirtschaftliche und kulturelle Belastungen tragen maßgeblich zum heutigen Stressniveau bei. Berufliche Erwartungen, Schönheitsideale, ständiger Konkurrenzdruck und soziale Vergleiche schaffen ein Umfeld, das die Entstehung von Ängsten und Stress begünstigt.

Lebenserfahrungen, frühere traumatische Erlebnisse und psychische Störungen spielen ebenfalls eine bedeutende Rolle bei der Entstehung von Stress. Auch negative Denkmuster und bestimmte kognitive Gewohnheiten können Stress verstärken, indem sie unsere Wahrnehmung von Situationen beeinflussen.

Der technische Fortschritt erleichtert zwar viele Aspekte unseres Lebens, kann aber auch zu Stress führen. Hyperkonnektivität, ständiger Druck, erreichbar zu sein, und Informationsüberflutung können zu einem Gefühl der Reizüberflutung beitragen.

Körperliche Reaktionen auf die Einwirkung von Stress

Stress ist eine natürliche Reaktion des Körpers auf eine als bedrohlich oder schwierig empfundene Situation. Obwohl jeder Mensch irgendwann einmal Stress erlebt, verstehen nur wenige wirklich, was in ihrem Körper passiert, wenn Stress auftritt.

Wenn eine Person mit einer stressigen Situation konfrontiert wird, reagiert das Gehirn mit der Aktivierung des sympathischen Nervensystems. Dieser Teil des vegetativen Nervensystems bereitet den Körper durch die Ausschüttung von Neurotransmittern (wie z.B. Adrenalin) darauf vor, der Bedrohung zu begegnen. Dieser erste Schritt löst die "Kampf-oder-Flucht-Reaktion" aus und bereitet den Körper auf die Aktion vor.

Die Nebennieren, die sich oberhalb der Nieren befinden, spielen bei der Stressreaktion eine entscheidende Rolle. Sie schütten Hormone wie Cortisol und Adrenalin aus, die die Herzfrequenz, den Blutdruck und die Bereitstellung von Energieressourcen steigern. Diese Veränderungen bereiten den Körper darauf vor, schnell auf die wahrgenommene Bedrohung zu reagieren.

Stress hat auch einen erheblichen Einfluss auf das Herz-Kreislauf-System. Die Freisetzung von Adrenalin erhöht die Herzfrequenz und die Herzkontraktilität, wodurch eine erhöhte Durchblutung der Muskeln und des Gehirns gewährleistet wird. Wenn Sie jedoch über einen längeren Zeitraum Stress ausgesetzt sind, kann dies langfristig zu Herz-Kreislauf-Problemen führen.

Als Reaktion auf Stress wird die Atmung schneller und flacher, wodurch die Sauerstoffzufuhr gesteigert wird, um den erhöhten Bedarf des Körpers zu decken. Längeres schnelles Atmen kann jedoch zu Hyperventilation führen, was Symptome wie Benommenheit und das Gefühl von Kurzatmigkeit verursacht.

Stress kann sich auf das Verdauungssystem auswirken und zu Problemen wie Magenschmerzen, Verdauungsbeschwerden und Appetitlosigkeit führen. Der Körper leitet nämlich seine Ressourcen auf Körperfunktionen um, die für das unmittelbare Überleben wichtig sind, und lässt das Verdauungssystem in den Hintergrund treten.

Psychische Reaktionen auf die Einwirkung von Stress

Stress löst im Gehirn eine Reihe von neurobiologischen Reaktionen aus. Das autonome Nervensystem wird aktiviert und setzt Hormone wie Cortisol und Adrenalin frei. Diese chemischen Substanzen haben einen erheblichen Einfluss auf die Wahrnehmung, das Gedächtnis und die emotionale Befindlichkeit und tragen zum subjektiven Stresserleben bei.

Angesichts einer wahrgenommenen Bedrohung aktiviert das Gehirn die Stressreaktion, die wir unter der Bezeichnung "fight, flight, freeze" kennen. Diese bereits erwähnte archaische Reaktion bereitet den Organismus darauf vor, der Bedrohung durch Kampf, Flucht oder Erstarrung zu begegnen. Wenn man diese instinktiven Reaktionen kennt, versteht man warum manche Menschen aggressiv reagieren, andere in Vermeidungshaltung gehen und wieder andere wie gelähmt sind.

Anhaltender Stress kann die Struktur und die Funktionen des Gehirns verändern, ein sogenannter Hirnplastizitätseffekt. Gehirnbereiche, die mit Gedächtnis, Lernen und emotionaler Regulation zu tun haben, können beeinträchtigt werden, was zu Störungen wie Angst und Depression führen kann. Das Verständnis dieser Prozesse im Gehirn bietet Perspektiven für potenzielle therapeutische Maßnahmen.

Der soziale, wirtschaftliche und kulturelle Kontext spielt eine entscheidende Rolle bei der Wahrnehmung und der Bewältigung von Stress. Soziale Erwartungen, beruflicher Druck und frühere Erfahrungen beeinflussen die Art und Weise, wie eine Person auf Stress reagiert. Die Erforschung dieser Faktoren ermöglicht ganzheitlichere Ansätze zur Stressbewältigung, bei denen der gesamte Lebenshintergrund einer Person berücksichtigt wird.

GESCHICHTE VON EFT

" Wenn die Vergangenheit die Zukunft nicht mehr erhellt, wandelt der Geist in der Finsternis " Alexis de Tocqueville

Die Emotional Freedom Technique (EFT), auch bekannt als "Tapping", ist ein innovativer Therapieansatz, der die traditionelle chinesische Medizin mit Elementen der modernen Psychologie verbindet. Die Technik basiert auf dem Prinzip, Energieblockaden zu lösen, und hat in den letzten Jahrzehnten als alternative Methode zur Bewältigung von Stress, Schmerzen, emotionalen Traumata und anderen psychischen Leiden ebenso an Popularität gewonnen, wie auch die Psychotherapie Methode EMDR (Eye Movement Desensitization and Reprocessing).

Wurzeln von EFT

EFT hat seine Wurzeln in der traditionellen chinesischen Medizin, die davon ausgeht, dass der menschliche Körper von Energiemeridianen durchzogen ist. Nach dieser Auffassung ist ein harmonischer Energiefluss, der als "Chi" oder "Qi" bezeichnet wird, für die Aufrechterhaltung einer guten geistigen und körperlichen Gesundheit von entscheidender Bedeutung. Wenn es zu Energiestörungen kommt, können diese zu Ungleichgewichten und gesundheitlichen Problemen führen.

Die Grundidee hinter EFT ist, dass unverarbeitete Emotionen Blockaden im Energiesystem des Körpers verursachen können. Durch das Klopfen bestimmter Punkte auf den Meridianen löst EFT diese Blockaden und stellt so das energetische Gleichgewicht wieder her. Wir können dies mit einem Wasserlauf vergleichen, in dem die Steine, die das Wasser anstauen, nach und nach entfernt werden müssen.

Die Anfänge der EFT

In den 80er Jahren entwickelte der amerikanische Verhaltenstherapeut Dr. Roger Callahan die Thought Field Therapy (TFT), die als erste Klopftechnik auf Akupunkturpunkten zur Behandlung negativer Emotionen angesehen werden kann. Callahan entwickelte ein System komplexer Algorithmen sowie den Muskeltest (der von Kinesiologen häufig verwendet wird), um, je nach Emotion und Problematik des Patienten, den richtigen Meridian zum Klopfen zu finden.

Gary Craig, einer seiner Schüler, erkannte die Wirksamkeit der TFT, und vereinfachte die Technik, indem er eine standardisierte Klopfsequenz von 13 wesentlichen

Punkten (auch Klopfrunde genannt) schuf, die sich auf die Hauptmeridiane konzentriert. So machte er die Technik der breiten Öffentlichkeit zugänglich. Er nannte die Methode "Emotional Freedom Technique", um zu verdeutlichen, dass es ihm darum ging, Menschen von belastenden Emotionen zu befreien. Da diese Methode viel zugänglicher war, verbreitete sie sich schnell auf internationaler Ebene.

Die schrittweise Anerkennung

Obwohl sich EFT dank der Arbeit von Gary Craig zu verbreiten begann, dauerte es eine Weile, bis sie im Bereich der Psychologie offiziell anerkannt wurde. Skeptiker stellten die wissenschaftliche Grundlage dieses Ansatzes in Frage und kritisierten den Mangel an solider empirischer Forschung, was heute allerdings nicht mehr der Fall ist.

Im Laufe der Jahre haben immer mehr Studien die Wirksamkeit von EFT in verschiedenen Bereichen untersucht. Forscher haben ihre Anwendung zur Behandlung von posttraumatischem Stresssyndrom, Angstzuständen, Depressionen, chronischen Schmerzen und anderen Beschwerden belegt. Die Ergebnisse zeigten deutliche Verbesserungen bei vielen Menschen und ebneten so den Weg für eine zunehmende Akzeptanz von EFT im Bereich Psychotherapie.

Die Entwicklung von EFT

Im Laufe der Zeit hat sich EFT weiterentwickelt, um verschiedenen Anforderungen gerecht zu werden. Spezielle Varianten wurden entwickelt, um Probleme wie Phobien, Suchterkrankungen, Essstörungen und sogar Geldprobleme zu behandeln. Einige Therapeuten integrieren auch Elemente aus dem NLP, der kognitiven Verhaltenstherapie (CBT) und anderen Ansätzen in ihre Anwendung von EFT.

Die Emotional Freedom Technique werden zwar oft als alternativ angesehen, gewinnen aber als wirksame Methode zur Bewältigung belastender Emotionen und psychischer Gesundheitsprobleme weiter an Popularität. Ihr Ursprung in der traditionellen chinesischen Medizin und ihre Entwicklung durch Gary Craig haben einen einzigartigen Ansatz geschaffen, der physische und psychologische Elemente kombiniert, um das emotionale Wohlbefinden zu fördern. Während die Forschung fortschreitet, um die zugrunde liegenden Mechanismen von EFT besser zu verstehen, wenden immer mehr Menschen diese Technik an, um emotionale Blockaden zu lösen und zu einem ausgewogenen Leben zurückzufinden.

GRUNDPRINZIPIEN DER EMOTIONAL FREEDOM TECHNIQUE (EFT)

"Im Leben ist nichts zu befürchten, alles ist zu verstehen" Marie Curie

Emotional Freedom Technique (EFT), was sinngemäß mit Techniken der emotionalen Freiheit übersetzt werden kann, ist ein alternativer Therapieansatz, der darauf abzielt, emotionalen Stress und Traumata durch Klopfen auf bestimmte Akupunkturpunkte am Körper zu lindern. Wie bereits erwähnt, wurde sie in den 90er Jahren von Gary Craig entwickelt. EFT wurde als einfache und effektive Methode zur Behandlung einer Vielzahl von emotionalen und körperlichen Beschwerden immer beliebter.

Die Verbindung zwischen Geist und Körper

Die Traditionelle Chinesische Medizin (TCM) betrachtet den menschlichen Körper als ein komplexes Energiesystem, in dem die Lebensenergie „Qi" durch Meridiane fließt. Darauf basierend geht EFT davon aus, dass negative Emotionen mit Störungen des Energiesystems zusammenhängen.

Durch das Beklopfen bestimmter Akupunkturpunkte wird durch EFT das energetische Gleichgewicht wiederhergestellt, und so eine emotionale Befreiung bewirkt.

Das Zulassen von negativen Emotionen

Ein wesentlicher Aspekt von EFT ist die Akzeptanz negativer Emotionen. Anstatt sie zu verdrängen, ermutigt EFT dazu, sie zu akzeptieren und auszudrücken, damit sie effektiv behandelt werden können. In diesem Sinne sagte Gary Craig: "Hört auf, die Wolken blau anmalen zu wollen, vertreibt die Wolken, der blaue Himmel ist dahinter".

Der Prozess des Klopfens

Die Verwendung der Finger zum sanften Beklopfen bestimmter Meridiane ist das Herzstück der Technik. Diese Akupunkturpunkte sind bestimmten Organen zugeordnet und werden stimuliert, während sich der Patient auf die negativen Gedanken und Gefühle konzentriert. Dieser Vorgang wird so lange wiederholt, bis der emotionale Stress nachlässt.

Die Formulierung von bestimmten Sätzen

Während des Klopfens wiederholt die Person spezifische Sätze, die sich auf die unangenehmen Gefühle und die zu bearbeitende Problematik beziehen; diese Sätze werden als "Reframing-Sätze" bezeichnet und zielen darauf ab, positive Gedanken zu verankern und positive gedankliche Assoziationen zu schaffen.

Der ganzheitliche Ansatz

EFT betrachtet den Menschen ganzheitlich und berücksichtigt emotionale, mentale und körperliche Aspekte. Dieser ganzheitliche Ansatz ermöglicht die Behandlung einer Vielzahl von Problemen, von Angstzuständen und Depressionen bis hin zur Linderung von körperlichen Schmerzen.

Die Autonomie des Patienten

Im Gegensatz zu der EMDR Technik zeichnet sich EFT durch ihre einfache Anwendbarkeit und die hohe Autonomie des Patienten aus. Die Personen können die Grundlagen der Technik schnell erlernen und sie selbst in ihrem Alltag anwenden. Dies fördert eine größere Autonomie im Umgang mit Emotionen.

Der Ansatz der Modernen Psychologie

Die American Psychological Association (APA) gibt an, dass EFT in der Tat bei der Behandlung verschiedener Traumata wirksam ist. Diese internationale Vereinigung, der Tausende von Psychologen angehören, stützt sich auf verschiedene klinische Studien, von denen einige am Ende dieses Buches aufgeführt sind. Die Psychologen gehen davon aus, dass das Klopfen auf den Körper dem Gehirn Sicherheit verleiht, indem es dem Stress ein Gegensignal sendet, was entlastend wirkt und dem Gehirn ermöglicht, Traumata zu verarbeiten. Wir werden auf dieses Thema eingehen, wenn wir uns etwas später in diesem Buch mit den Pawlowschen Reflexen befassen.

Die Emotional Freedom Technique sind ein innovativer Ansatz für den Umgang mit negativen Emotionen und Traumata, der davon ausgeht, dass sich Geist und Körper gegenseitig kausal beeinflussen. Wenn Menschen diese Prinzipien verstehen und anwenden, können sie eine deutliche emotionale Befreiung erfahren, was zu einem erfüllten und ausgeglichenen Leben führt.

TRAUMATA UND KONDITIONIERTE REFLEXE

"Um ein Trauma zu heilen, muss man sich ihm stellen." Michel Bussi

Angesichts der Tatsache, dass EFT häufig zur Behandlung von Traumata eingesetzt wird, werden wir in diesem Kapitel beschreiben, was genau ein Trauma ist und wie es konditionierte Reflexe auslösen kann.

Ein Trauma kann je nach Kontext verschiedene Bedeutungen haben, aber im Allgemeinen bezieht sich der Begriff auf eine körperliche oder seelische Verletzung, die durch ein traumatisches Ereignis verursacht wurde.

Physisches Trauma

Hierbei handelt es sich um eine körperliche Verletzung, die durch einen Aufprall, einen Unfall oder Gewalteinwirkung entsteht. Physische Traumata können Knochenbrüche, Schnittwunden, Verbrennungen, Operationen usw. umfassen.

Psychisches Trauma

Ein psychisches Trauma ist eine emotionale oder psychische Verletzung, die durch ein schockierendes, traumatisches oder belastendes Ereignis verursacht wurde. Psychologische Traumata können aus Situationen wie schweren Unfällen, Überfällen, Naturkatastrophen, großen Verlusten, Missbrauch usw. resultieren. Diese Erlebnisse können tiefgreifende Auswirkungen auf die geistige und emotionale Gesundheit einer Person haben und manchmal zu Störungen wie der posttraumatischen Belastungsstörung (PTSD) führen.

Erlittene Traumata können je nach Alter der traumatisierten Person eine schmerzhafte oder sogar zerstörerische Wirkung haben. Kindheitstraumata können sich langfristig auf das Leben des Einzelnen auswirken.

Es ist wichtig zu berücksichtigen, dass die Reaktionen auf Traumata von Person zu Person unterschiedlich ausfallen können, und die Genesung kann professionelle Unterstützung erfordern, sowohl in physischer als auch in psychologischer Hinsicht.

Die gute Nachricht ist, dass man mit EFT Traumata behandeln kann, indem man sie emotional und/oder somatisch deaktiviert.

Das bringt uns zur Problematik der konditionierten Reflexe, die die mehr oder weniger langfristigen Folgen dieser Traumata sind.

Konditionierte Reflexe

Die bedingten oder konditionierten Reflexe, ein Schlüsselbegriff in der Psychologie, wurden seit den Arbeiten von Iwan Pawlow zu Beginn des 20. Jahrhunderts eingehend untersucht. Diese Reflexe veranschaulichen die Fähigkeit von Organismen, Assoziationen zwischen Reizen und Reaktionen zu erlernen, und bieten somit wichtige Einblicke in die Art und Weise, wie wir spezifische Verhaltensweisen und Reaktionen erlernen. Wir werden das Konzept der konditionierten Reflexe, die ihnen zugrunde liegenden Mechanismen, ihre Auswirkungen auf das menschliche Verhalten und die praktischen Anwendungen dieser Theorie im Detail erforschen.

Ein wesentlicher Ausgangspunkt für das Verständnis der konditionierten Reflexe ist Pawlows weltbekannte Studie über den Speichelfluss von Hunden. Pawlow beobachtete, dass Hunde lernen konnten, als Reaktion auf einen neutralen Reiz wie eine Glocke, der mit der wiederholten Fütterung verbunden war, Speichel zu produzieren. Diese Verbindung zwischen dem neutralen Reiz und der physiologischen Reaktion wurde zu einem legendären Beispiel für einen konditionierten Reflex.

Die Neurowissenschaften haben zu einem besseren Verständnis der Mechanismen geführt, die den konditionierten Reflexen zugrunde liegen. Gehirnregionen wie der Hippocampus und die Amygdala spielen eine entscheidende Rolle bei der Bildung und Ausprägung dieser Reflexe.

Das Prinzip dieser Reflexe ist das folgende:

Jeder Reiz, der uns an ein vergangenes Trauma erinnert, kann eine unangemessene Reaktion des Gehirns auslösen. Das kann ein Geruch, eine Farbe, der Tonfall einer Stimme, eine Situation, ein Ort usw. sein. In diesem Fall empfindet das Gehirn einen starken Stress, der zu einer urmenschlichen Reaktion führt, nämlich erstarren, kämpfen oder weglaufen. Dies ist der typische Fall einer Reaktionsphobie.

Wenn eine Person beispielsweise von einem schwarzen Hund gebissen wurde, registriert das Gehirn die Botschaft "schwarzer Hund = Gefahr" und die Person reagiert unverhältnismäßig stark auf den Anblick eines schwarzen Hundes, auch wenn er objektiv gesehen nicht gefährlich ist.

Diese Art von Reaktion hängt mit dem Überlebensprinzip zusammen, auf das das Gehirn programmiert ist. Dies kann für viele Menschen sehr behindernd sein, und die gute Nachricht ist auch hier, dass wir diese Art von Reaktion mit EFT lindern können.

Das Posttraumatische Stresssyndrom

Die posttraumatische Belastungsstörung (PTBS) ist eine psychische Störung, die bei manchen Menschen auftreten kann, nachdem sie einem traumatischen Erlebnis ausgesetzt waren. Zu diesen Ereignissen können Erlebnisse wie schwere Unfälle, sexuelle Misshandlung, Gewalttaten, Naturkatastrophen, militärische Kämpfe oder andere Situationen gehören, in denen das Leben oder die körperliche Unversehrtheit der eigenen Person oder einer anderen Person bedroht ist.

Die Hauptsymptome der PTBS, die in den Monaten nach dem traumatischen Ereignis auftreten können, sind folgende:

Intrusives Wiedererleben: Menschen mit PTBS können das traumatische Ereignis immer wieder in Form von intrusiven Erinnerungen, Albträumen oder Flashbacks durchleben. Diese Erinnerungen können so intensiv sein, dass sie der Person das Gefühl geben, das Ereignis erneut zu durchleben.

Vermeidung: Personen mit PTBS können Situationen, Personen oder Orte, die sie an das traumatische Ereignis erinnern, absichtlich meiden. Dies kann zu einer Verschlechterung der Lebensqualität führen, da die Personen alltägliche Aktivitäten oder soziale Interaktionen aus dem Weg gehen.

Hypervigilanz: Menschen mit posttraumatischer Belastungsstörung (PTBS) leiden unter Übererregung und erhöhter Schreckhaftigkeit und können sich nur schlecht entspannen. Sie sind ständig auf der Hut, und leiden unter Konzentrations- und Schlafstörungen.

Kognitive und emotionale Veränderungen: Menschen mit PTBS können negative Gedanken über sich selbst und die Welt um sie herum haben. Sie können Schwierigkeiten haben, sich an bestimmte Aspekte des traumatischen Ereignisses zu erinnern, oder sie können Schuld- oder Schamgefühle haben.

Auswirkungen auf emotionale Reaktionen: Manche Menschen mit PTBS haben Schwierigkeiten, Gefühle auszudrücken oder zu empfinden. Sie können sich auch von anderen abgrenzen, sich sozial zurückziehen und das Interesse an Aktivitäten verlieren, die ihnen früher Spaß gemacht haben.

Eine PTBS kann erhebliche Auswirkungen auf das tägliche Leben, die zwischenmenschlichen Beziehungen und das allgemeine Verhalten einer Person haben. Sie kann auch im Zusammenhang mit anderen psychischen Störungen wie Depressionen, Angstzuständen oder Drogensucht stehen.

Es sei hier bemerkt, dass nicht jeder Mensch nach einem traumatischen Erlebnis eine PTBS entwickelt, und die Symptome können von Person zu Person unterschiedlich stark ausgeprägt sein. Die Diagnose und Behandlung von PTBS wird in der Regel von Psychiatern oder Psychologen durchgeführt, die Psychotherapie, Psychopharmaka und andere Therapieansätzen kombinieren, damit die Person die Auswirkungen des Traumas überwinden kann. Natürlich hat EFT inzwischen seinen festen Platz in diesen Therapien.

AKUPUNKTUR

"Die Angst vor Stichen kann nicht durch Akupunktur geheilt werden" Pierre Legaré

Akupunktur ist eine traditionelle Methode der chinesischen Medizin, die mehrere Jahrtausende alt ist. Bei dieser Praxis werden feine Nadeln an bestimmten Punkten des Körpers gesetzt, um die Lebensenergie, die auch als "Qi" bezeichnet wird, zu stimulieren. Im Laufe der Jahrhunderte hat sich die Akupunktur zu einer eigenständigen Disziplin entwickelt und hat als Ergänzung oder Alternative zur klassischen westlichen Medizin weltweit an Popularität gewonnen. Dieses Kapitel beschäftigt sich mit der Herkunft, den Grundprinzipien und ihren Nutzen.

Die Akupunktur hat ihre Wurzeln in der Traditionellen Chinesischen Medizin (TCM), die über 2000 Jahre alt ist. Dieses Kapitel untersucht die ersten Erwähnungen der Akupunktur in alten chinesischen Texten und beleuchtet ihre Entwicklung im Laufe der Jahrhunderte. Es wird auch untersucht, wie sich die Akupunktur über China hinaus zu einer weltweiten Praxis entwickelt hat.

Die Akupunktur beruht auf dem Konzept des Qi, einer Lebensenergie, die durch Meridiane im Körper fließt.

Akupunkturmeridiane sind laut der Traditionellen Chinesischen Medizin (TCM) Energiekanäle im Körper. Diese Meridiane bilden ein Energienetz, durch das das Qi, die Lebensenergie, fließt. Die Akupunktur, ein Zweig der TCM, nutzt die Stimulation bestimmter Punkte entlang dieser Meridiane, um den Energiefluss zu regulieren und das Energiegleichgewicht im Körper wiederherzustellen.

Meridiane werden oft mit bestimmten Organen im Körper in Verbindung gebracht. Es gibt einige Hauptmeridiane, die jeweils mit einem bestimmten Organ oder einer bestimmten physiologischen Funktion verbunden sind. Die Meridiane sind symmetrisch auf beiden Seiten des Körpers verteilt.

Auf den Meridianen befinden sich bestimmte Akupunkturpunkte, an denen Nadeln eingestochen werden oder die anderen Stimulationstechniken dienen, darunter auch EFT. Diese Punkte befinden sich entlang der Meridiane an strategischen Stellen.

Ziel der Akupunktur ist es, das energetische Gleichgewicht im Körper wiederherzustellen. Ungleichgewichte, die aus einer Stagnation, einem Mangel oder einem Überschuss an Energie resultieren können, sollen durch die

Stimulierung oder Beruhigung bestimmter Punkte entlang der Meridiane behoben werden.

Akupunktur wird zur Behandlung einer Vielzahl von Gesundheitsproblemen eingesetzt, sowohl körperlicher als auch seelischer Art. Zu den medizinischen Anwendungen der Akupunktur gehören die Schmerzbehandlung, die Behandlung von Magen-Darm-Störungen, der Abbau von Stress und Angstzuständen sowie ihre Verwendung in der Präventivmedizin.

Die Akupunktur ist eine faszinierende Disziplin, die die Verschmelzung von Tradition und moderner Wissenschaft verkörpert. Ihr Einfluss auf die Gesundheit und das Wohlbefinden ist nach wie vor unbestreitbar.

Akupunktur ohne Nadeln

Die nadelfreie Akupunktur beruht auf denselben Grundprinzipien wie die traditionelle Akupunktur, die auf dem Fluss der Lebensenergie oder "Qi" durch bestimmte Meridiane im Körper basiert. Anstatt Nadeln zu verwenden, werden bei dieser Methode andere Mittel zur Stimulation eingesetzt, wie Druck, Massage, Wärme oder elektronische Geräte und nicht zu vergessen Klopfen, wie es bei EFT eingesetzt wird.

Folgende Techniken sind in diesem Zusammenhang zu nennen:

- Akupressur: Manueller Druck wird mit den Fingern, Daumen oder speziell dafür entwickelten Geräten auf bestimmte Punkte ausgeübt.

- Moxibustion: Die von der getrockneten Beifußpflanze abgegebene Hitze wird zur Stimulierung der Akupunkturpunkte verwendet.

- Laserakupunktur: Ein Laserstrahl ersetzt die Nadeln, um die Akupunkturpunkte auf nichtinvasive Weise zu stimulieren.

- Elektroakupunktur: Leichte elektrische Impulse werden mithilfe von Elektroden an die Akupunkturpunkte angelegt.

- Klopfen: Das Klopfen auf die Akupunkturpunkte wird zu elektrischen Mikroimpulsen, die den betreffenden Meridian lösen. Dies nennt man das piezoelektrische Prinzip, bei dem Bewegung in Elektrizität umgewandelt wird. Auf diesem Prinzip beruht die EFT.

In klinischen Studien wurde die Wirksamkeit der nadellosen Akupunktur unter verschiedenen medizinischen Bedingungen untersucht. Einige Ergebnisse deuten darauf hin, dass diese Methode erhebliche Vorteile bieten kann. Die zunehmende Akzeptanz der nadelfreien Akupunktur in der medizinischen Fachwelt zeugt von ihrem Potenzial als Therapieergänzung.

Die nadelfreie Akupunktur bietet eine schmerzfreie Alternative zur herkömmlichen Akupunktur. Durch die Integration moderner, nicht-invasiver Techniken spricht der Ansatz ein breiteres Publikum an und stützt sich gleichzeitig auf die Grundprinzipien des Energiegleichgewichts.

Da EFT eine Art nadelfreie Akupunktur ist, ist sie besonders für diejenigen geeignet, die ihr Wohlbefinden auf sanfte und natürliche Weise verbessern möchten. Als ganzheitliche Methode zielt sie darauf ab, sowohl den Körper als auch den Geist durch das Klopfen zu entlasten.

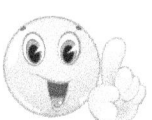

Die westliche Medizin erkennt die Linderung durch EFT an, aber erklärt ihre Wirkung dadurch, dass das Klopfen ein Gegensignal an das Gehirn sendet, das sich unter Stress fühlt.

MERIDIANE LAUT TRADITIONELLER CHINESISCHER MEDIZIN

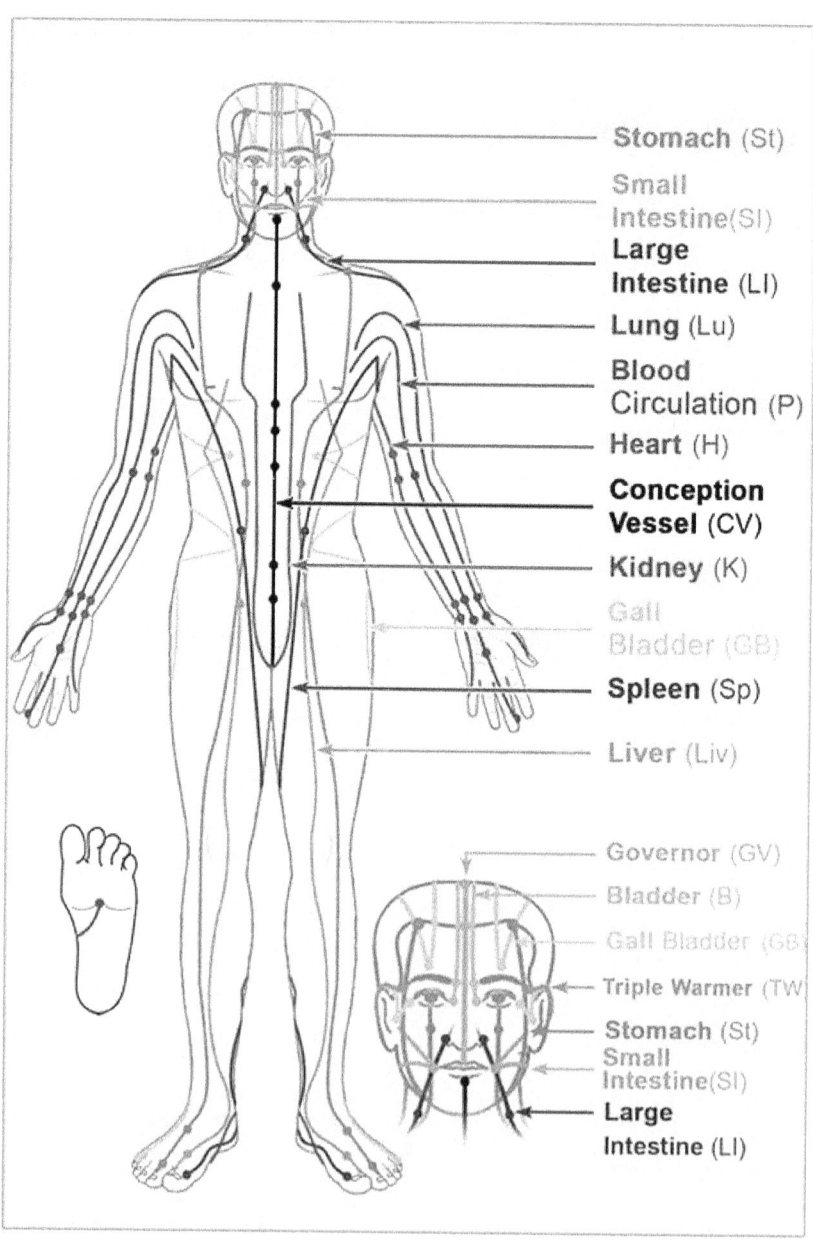

EFT KÖRPERPUNKTE

"Jedes Gesetz muss klar, einheitlich und präzise formuliert sein, es auslegen, heißt fast immer es zu verderben." Voltaire

Bei EFT werden für die Grundrunde (die in 95 % der Fälle verwendet wird) 13 bestimmte Punkte geklopft.

Wichtig zu wissen:

- ✓ Es ist besser, den Punkt breiter zu klopfen, ansonsten riskiert man ihn zu verfehlen. Deshalb verwenden wir manchmal die Fingerspitzen von zwei nebeneinanderliegenden Fingern oder manchmal die ganze Hand.

- ✓ Wir verwenden eine Gedächtnisstütze, bei der wir von oben nach unten gehen.

- ✓ Wir können 1 oder 2 Punkte gleichzeitig klopfen, das ist bequem und stört die Wirksamkeit der Runde in keiner Weise.

- ✓ Es sollte vermieden werden, dass diese Meridiane elektrisch gestört werden, weshalb wir dringend *davon abraten, an diesen Punkten ein Piercing zu haben.*

✓ *Der Punkt des Ringfingers entspricht dem Karate-Punkt (KP), und braucht deshalb nicht geklopft zu werden.*

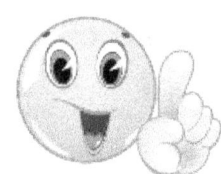

Für manche, die es überraschen kann, ist der Punkt auf dem Kopf optional und eigentlich unnötig, da er dem Punkt namens VG20 (Gouverneurgefäß 20) entspricht und dieser Meridian bereits durch das Klopfen unter der Nase behandelt wird, da hier das Ende dieses Meridians liegt und daher dieser Punkt wirksamer ist.

Abbildungen zum Auffinden der zu klopfenden EFT Punkte

Körper

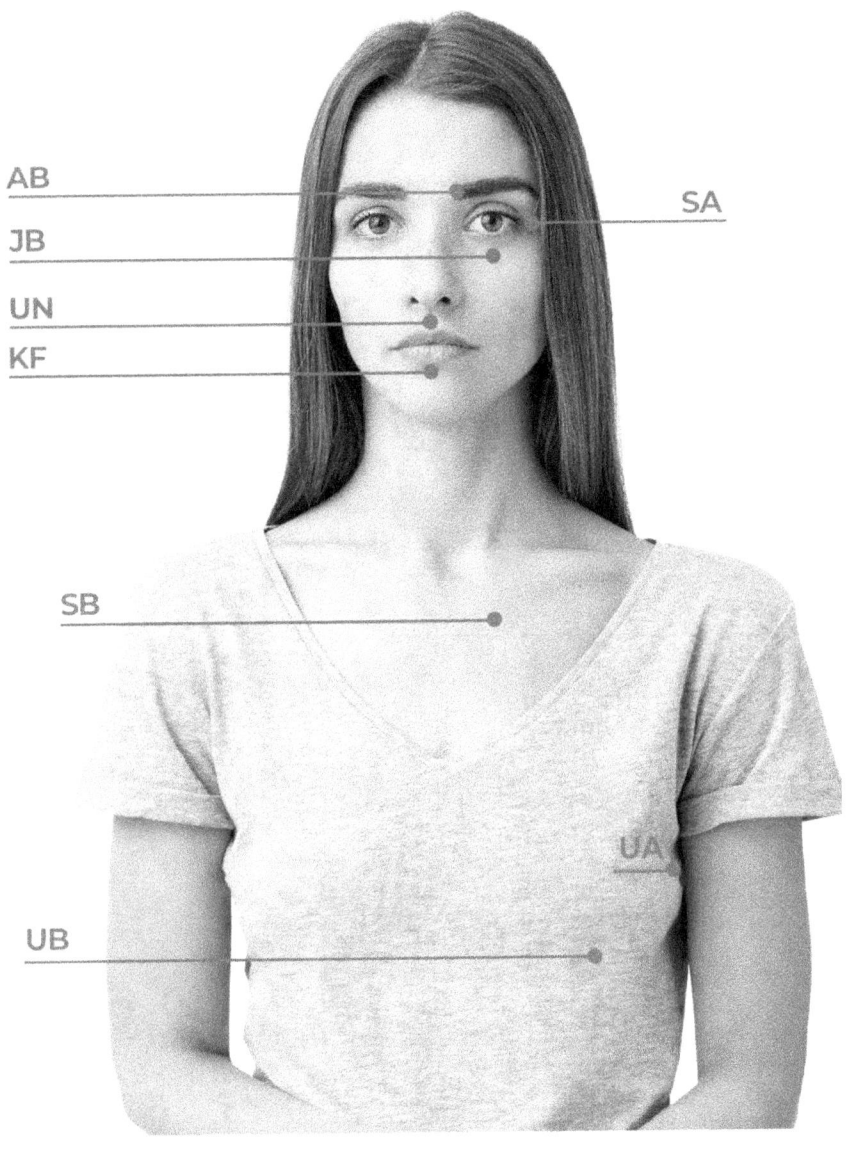

Die Punkte auf der Hand

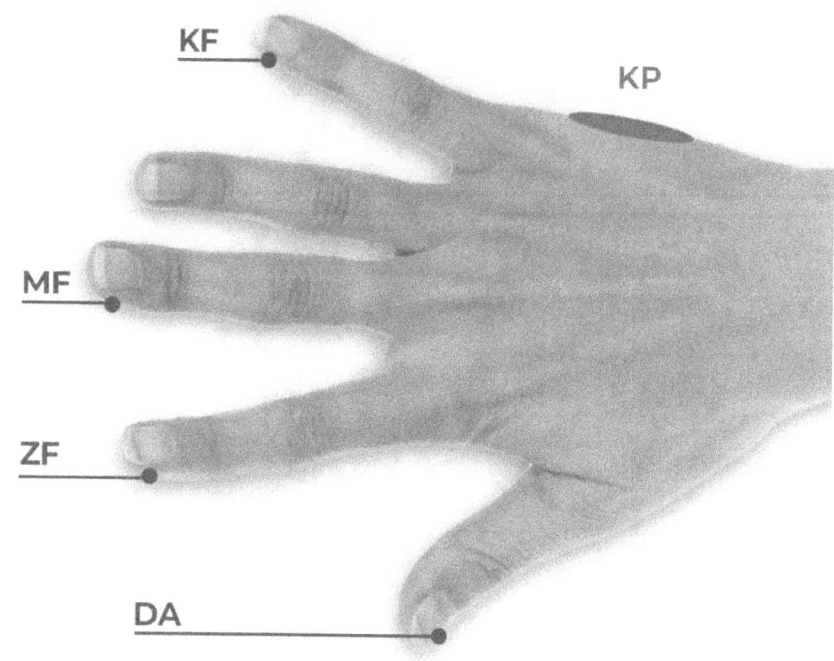

Der Name der 13 Punkte:

 AB: Augenbrauenpunkt

 SA: Seitlicher Augenpunkt

 JB: Punkt des Jochbeins (unter dem Auge)

 UN: Unter der Nase

 KF: Kinnfalte unter dem Mund

 SB: Beginn des Schlüsselbeins

UA: Unter dem Arm

 UB: Unter der Brust

 DA: Daumen Außenkante

 ZF: Zeigefingerpunkt

 MF: Mittelfingerpunkt

 KF: Kleiner Fingerpunkt

 KP: Karatepunkt

Psychologische Entsprechung der Punkte

Welcher Akupunkturpunkt welcher Emotion entspricht erfahren Sie im Folgenden.

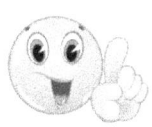 *Diese Elemente dienen lediglich der Information und wir raten Ihnen dringend davon ab, sie ohne professionelle Anleitung anzuwenden. Es ist wichtig, die ganze Runde zu machen.*

Dennoch kann es interessant sein, die Eigenschaften dieser verschiedenen Punkte zu kennen, um bestimmte emotionale Reaktionen zu verstehen und zu analysieren.

AB: Augenbrauenpunkt: *Blase 2* **-** Trauma, Frustration, Angst, Ungeduld, Unruhe

SA: Seitlicher Augenpunkt: *Galle 1* - Wut, Macht (Potenz), blockiert, Zorn, Wut

JB: Punkt des Jochbeins (unter dem Auge): *Magen 1* - Angst, Furcht, Phobie, Hunger, Entbehrung, Bitterkeit, Enttäuschung, Gier

UN: Unter der Nase *Gouverneur: Bahn 26* - Verlegenheit, Hilflosigkeit, Verzweiflung.

KF: Kinnfalte unter dem Mund: *Empfängnis Bahn 24* - Schande, Unwürdigkeit, Defekt, Nutzlosigkeit

SB: Schlüsselbein: *Niere 27* - Angst, Unentschlossenheit, Feigheit, mangelndes sexuelles Interesse, mangelndes Selbstvertrauen

UA: Unter dem Arm: *Milz-Pankreas 21* - Zukunftsangst, Sorgen, Craving (Entzugserscheinungen) bei Abhängigkeit.

UB: Unter der Brust: *Leber 14* - Wut (übermäßig, generalisiert), Mangel an Freude, Groll

DA: Daumen Außenkante: *Lunge 11* - Kummer, Traurigkeit, Intoleranz, Verachtung, Vorurteile, Geringschätzung.

ZF: Zeigefingerpunkt: *Dickdarm 1* - Schuldgefühle, Beziehungs- oder Kontaktprobleme.

MF: Mittelfingerpunkt: *Perikard 9* - Eifersucht, Reue, sexuelle Spannungen, Sturheit

KF: Kleiner Fingerpunkt: **Herz 9 -** Wut (spezifisch)

KP: **Karatepunkt:** *Dünndarm 3 (und Herz 8)* **-** Anfälligkeit, Zwangsverhalten, Besessenheit, Traurigkeit.

Neuere wissenschaftliche Studien haben belegt, dass diese spezifischen Punkte auf der Haut einen geringeren elektrischen Widerstand aufweisen als andere, was bedeutet, dass die Elektrizität in diesem Bereich leichter fließt. Akupunkturstifte können diesen geringeren elektrischen Widerstand erkennen und piepsen dann, wenn sich in diesem Körperbereich ein Akupunkturpunkt befindet.

Wie auch immer, die beiden obigen Abbildungen machen es uns leicht, die zu klopfenden Punkte zu finden, ohne dass wir einen speziellen Stift benötigen.

WAHL DES THEMAS

"Wer keine Ziele hat, läuft auch nicht Gefahr, sie zu erreichen." Sun-tsu

 Die präzise Definition des Themas ist entscheidend, damit EFT wirksam ist.

Das Leben besteht aus Erlebnissen, die unsere Existenz prägen und in ein seelisches Tief führen können. Jedoch tragen negative Ereignisse, auch wenn sie zunächst als Schicksalsschläge wahrgenommen werden, das Potenzial in sich, die Person, die wir sind, zu verwandeln.

Manchmal erscheint der Verlust eines geliebten Menschen wie eine sternenlose Nacht, die unsere Gedanken verdüstert und unseren Glauben an das Leben erschüttert. Doch gerade inmitten dieser Dunkelheit offenbart sich die ungeahnte Kraft, die in uns steckt. Die vergossenen Tränen bewässern den Boden der Resilienz und lassen die Samen des persönlichen Wachstums keimen.

Auch berufliche Rückschläge können unseren vorgeplanten Weg in Frage stellen. Die daraus resultierende Unsicherheit wird zum Nährboden für Anpassungsvermögen. Misserfolge lehren uns Fähigkeiten, die der Erfolg niemals enthüllen könnte, und zwingen uns dazu, unsere Ziele und Leidenschaften zu überdenken.

Wie ein emotionales Erdbeben rütteln Trennungen an den Grundfesten von Liebe und Vertrauen. Doch aus diesen emotionalen Trümmern erwächst die Chance, unsere Identität neu zu definieren, unsere Wünsche neu zu entdecken und für die Zukunft solidere Beziehungen aufzubauen.

Krankheiten, ob körperlich oder geistig, können uns sehr stark belasten. Doch oft sind es gerade diese Momente der Verletzlichkeit, in denen sich Mitgefühl, Solidarität und Entschlossenheit offenbaren. Narben werden zu Zeugnissen des Mutes und erinnern daran, dass die menschliche Zerbrechlichkeit intrinsisch mit unserer angeborenen Widerstandsfähigkeit verbunden ist.

Trotz des anfänglichen Schmerzes werden diese negativen Ereignisse zu entscheidenden Kapiteln in unserer Lebensgeschichte. Sie schreiben das Buch unseres Lebens um, fordern unsere Wahrnehmungen heraus und setzen unsere Prioritäten neu. Jeder Schicksalsschlag kann ein Aufruf zur Selbstreflexion sein, der zu tiefem inneren

Wachstum und einer Neuausrichtung unserer Perspektiven einlädt.

Während also negative Ereignisse wie dunkle Wolken sein können, die die Sonne unseres Daseins verdecken, tragen sie auch die Hoffnung eines Wiederbeginns in sich. Wenn wir die sich wandelnde Realität des Lebens annehmen, entdecken wir, dass selbst inmitten der Turbulenzen die Kraft der persönlichen Transformation zum Vorschein kommen kann, die unseren Weg mit einem ungeahnten inneren Licht erhellt.

Identifizieren des Themas

Die Wahl des Themas ist bei EFT sehr wichtig. Es kann sich um eine unangenehme oder gar traumatische Erinnerung handeln, um ein zukünftiges Ereignis, das Angst in uns bewirkt, oder einfach um einen chronischen emotionalen Zustand.

Bei den ersten EFT Sitzungen, sollten wir ein nicht zu schweres Thema wählen. Zum Beispiel eine unangenehme Bemerkung, die uns besonders berührt, ein zukünftiges Ereignis, das uns stresst, oder einfach einen Zustand von Wut, Schuld oder Traurigkeit, der in uns steckt.

Wir werden später noch darauf eingehen, wie man auch körperliche Schmerzen erfolgreich behandeln kann.

Sobald das Thema definiert ist, werden wir die Erinnerung bzw. der Gedanke daran stark im Geiste wiederbeleben. (Mentalfeldtherapie).

Danach bewerten wir die Emotion oder körperliche Wahrnehmung, die wir empfinden. Sollte das Ereignis in der Vergangenheit liegen, ist es wichtig, nicht die Emotion oder körperliche Wahrnehmung zu bewerten, die wir zum Zeitpunkt des Traumas empfunden haben, sondern das aktuelle aufkommende Gefühl, wenn wir daran denken.

Als Hilfe geben wir dem unmittelbaren Empfinden eine Note von 0 bis 10. Diese Bewertungsskala heißt SUD-WERT (Subjective Unit of Disturbance), was übersetzt so viel wie „subjektive Belastungseinheiten" bedeutet.

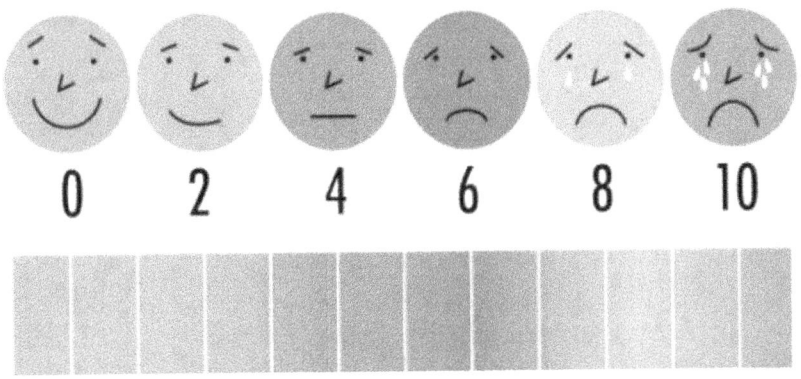

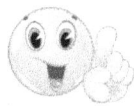 Falls eine Emotion und eine körperliche Empfindung gleichzeitig vorhanden sind, wählen wir das, was am meisten stört.

Beispiele:

- Die Erinnerung an diesen Streit macht mich wütend, wenn ich daran denke, und ich schätze mein Wutniveau auf 8/10.

- Wenn ich an meine Blutabnahme nächste Woche denke, habe ich Bauchschmerzen und ich schätze mein Niveau auf 6/10.

- Ich fühle mich schuldig, wenn ich an mein Verhalten gegenüber meinem Sohn denke, und ich schätze diese Schuldgefühle auf 9/10.

Unser Thema ist nun definiert und wir können zur eigentlichen Runde übergehen, doch zuvor wollen wir erfahren, was die psychische Umkehrung ist.

PSYCHISCHE UMKEHRUNG

"Je ungerechtfertigter ein Gewinn ist, desto mehr hält der Mensch daran fest." Honoré de Balzac

Bevor wir mit unserer Klopfrunde beginnen, ist es wichtig zu verstehen, was unter Umkehrung bzw. sekundärer Gewinn in der Psychologie zu verstehen ist.

In der Psychologie geht die Erforschung der Gründe für menschliches Verhalten über das hinaus, was an der Oberfläche sichtbar ist. Die Verhaltensweisen und Symptome, die eine Person zeigt, können manchmal durch sekundäre Gewinne beeinflusst werden. Dabei handelt es sich um verborgene Vorteile, die sich aus diesem Verhalten oder den Symptomen ergeben. Das Verständnis dieser zugrunde liegenden Motivationen ist für alle Berufe des Gesundheitswesens von entscheidender Bedeutung, um wirksame Hilfe leisten zu können.

Sekundäre Gewinne beziehen sich auf die unbewussten oder bewussten Vorteile, die Menschen aus ihren Symptomen bzw. Verhaltensweisen ziehen, die oftmals unangemessen oder womöglich schädlich sind. Diese Vorteile können je nach Umständen und Personen unterschiedlich sein, beziehen sich aber in der Regel auf die Befriedigung emotionaler, sozialer oder sogar körperlicher Bedürfnisse.

In vielen Fällen können problematische Verhaltensweisen als Bewältigungsmechanismen dienen. Beispielsweise kann eine Person körperliche Symptome entwickeln, um Aufmerksamkeit zu erregen oder besondere Fürsorge zu erhalten. Diese Symptome können zu einer Möglichkeit werden, unerfüllte emotionale Bedürfnisse mitzuteilen, wodurch ein sekundärer Nutzen entsteht, der das Verhalten verstärkt.

Darüber hinaus können sekundäre Vorteile manchmal mit komplexen Beziehungsdynamiken verbunden sein. Eine Person kann sekundäre Vorteile aus ihrem problematischen Verhalten ziehen, indem sie die Reaktionen anderer manipuliert, Mitgefühl erlangt oder Verantwortung vermeidet. Diese Verhaltensmuster können sich unbewusst fortsetzen und Teufelskreise schaffen, die nur schwer zu durchbrechen sind.

Die Identifizierung von sekundären Vorteilen ist eine Herausforderung für Therapeuten, da diese Motivationen oft hinter offensichtlichen Symptomen verborgen sind. Zur Therapie gehört eine gründliche Erkundung der persönlichen Vorgeschichte, der Beziehungen und der

Denkmuster, um gerade eben diese verborgenen Motivationen aufzudecken.

Therapeuten können ihre Behandlungsansätze anpassen, wenn sie den sekundären Nutzen erkennen und verstehen. Anstatt einfach nur die manifesten Symptome zu behandeln, können sie mit den Patienten zusammenarbeiten, um die zugrunde liegenden Bedürfnisse anzusprechen und gesündere Strategien zu entwickeln, um diese zu befriedigen.

Zusammenfassend lässt sich sagen, dass es sich bei der psychischen Umkehrung um eine Diskrepanz zwischen dem Bewussten und dem Unbewussten handelt. Bewusst will ich etwas, aber unbewusst will ich es nicht, wobei Sie sicher gehen können, dass das Unbewusste jedes Mal gewinnt!

Beispiele:

> *Ich will von dieser Krankheit geheilt werden, aber unbewusst habe ich einen Nutzen davon, weil man sich nie um mich gekümmert hat, als ich jünger war*

> *Ich möchte eine Trauer überwinden, aber unbewusst, wenn ich nicht mehr trauere, befürchte ich, dass ich sie nicht mehr liebe.*

> *Ich möchte nicht mehr krank sein, aber unbewusst könnte mich mein Partner verlassen, wenn ich geheilt werde, denn man verlässt ja niemanden, der krank ist.*

Statistisch gesehen liegt eine psychische Umkehrung in etwa 30 % der Fälle vor.

Wie dem auch sei, mit EFT lösen wir den unbewussten Widerstand auf, indem wir nach Festlegung des Themas und des SUD-Wertes zuerst einmal den Karatepunkt (KP) kontinuierlich klopfen und dabei 3 Mal laut folgenden einleitenden Satz aussprechen:

"*Auch wenn ich diese (Emotion oder körperliche Empfindung) habe, wenn ich an diese (Erinnerung, zukünftiges Ereignis oder gegenwärtige Situation) denke, liebe und akzeptiere ich mich selbst so wie ich bin.*"

Beispiele:

Auch wenn mich die Erinnerung an den Streit mit meinem Mann wütend macht, liebe und akzeptiere ich mich so wie ich bin.

Auch wenn ich Bauchschmerzen habe, wenn ich an die Blutprobe von nächster Woche denke, liebe und akzeptiere ich mich so wie ich bin.

Auch wenn ich Schuldgefühle habe in Bezug auf das Ereignis, liebe und akzeptiere ich mich so wie ich bin.

Es kann manchmal schwierig sein, den Satz "Ich liebe und akzeptiere mich" zu sagen. In diesem Fall können wir zu dem Satztyp "Ich bemühe mich, mich zu lieben" oder "Ich tue mein Bestes, um mich zu lieben" übergehen.

Dieser erste Schritt der Klopfrunde wird auch "Vorbereitung", "Setup" oder in einigen Büchern über diese Technik "Selbstakzeptanz" genannt.

Nach dieser Etappe, können wir mit den Erinnerungssätzen fortfahren.

ERINNERUNGSSÄTZE

"Die Wiederholung ist der Freund des Gedächtnisses." Charles Beaudelaire

Nach der Behandlung der psychischen Umkehrung (Set-up), klopfen wir nun jeden der 13 Sequenzpunkte während wir zeitgleich den Erinnerungssatz laut aussprechen, bei dem es sich um eine einfache, kurze Formulierung handelt, mit der wir das Problem umschreiben.

AB: Augenbrauenpunkt: *Diese Emotion oder physische Empfindung*

SA: Seitlicher Augenpunkt: *Diese Emotion oder physische Empfindung*

JB: Punkt des Jochbeins (unter dem Auge): *Diese Emotion oder physische Empfindung*

UN: Unter der Nase: *Diese Emotion oder physische Empfindung*

KF: Kinnfalte unter dem Mund: *Diese Emotion oder physische Empfindung*

SB: Beginn des Schlüsselbeins: *Diese Emotion oder physische Empfindung*

UA: Unter dem Arm: *Diese Emotion oder physische Empfindung*

UB: Unter der Brust: *Diese Emotion oder physische Empfindung*

DA: Daumen Außenkante: *Diese Emotion oder physische Empfindung*

ZF: Zeigefingerpunkt: *Diese Emotion oder physische Empfindung*

MF: Mittelfingerpunkt: *Diese Emotion oder physische Empfindung*

KF: Kleiner Fingerpunkt: *Diese Emotion oder physische Empfindung*

KP: Karatepunkt: *Diese Emotion oder physische Empfindung*

Beispiel für Erinnerungssätze:

⇨ *Diese Erinnerung macht mich wütend.*

⇨ *Die Erinnerung an den Streit mit meinem Ehepartner macht mich wütend.*

⇨ *Ich habe Angst, wenn ich an meine Blutabnahme nächste Woche denke.*

⇨ *Ich habe große Schuldgefühle wegen meiner Haltung gegenüber meinem Kind.*

⇨ *Ich spüre eine Enge in der Brust, wenn ich an die Bemerkung meines Vorgesetzten denke.*

Wir behandeln immer nur eine Emotion oder eine körperliche Empfindung gleichzeitig, und vermischen sie nicht in der gleichen Runde.

Ziel ist es, den sogenannte SUD-Wert (Subjective Unit of Disturbance) jeweils in Bezug auf eine Emotion zu senken. Wenn die Emotion nachlässt, aber die körperliche Empfindung bestehen bleibt, wiederholen wir das gesamte Verfahren von Anfang an in Bezug auf die körperliche Empfindung. Sobald die Runde beendet ist, bewerten wir die Emotion erneut anhand der SUD-Skala.

Wenn ihre Intensität nicht oder nur wenig gesunken ist, wiederholen wir die gesamte Runde (Akzeptanzsätze und Erinnerungssätze) auf die gleiche Weise, bis der Wert auf der SUD-Skala signifikant gesunken ist (um mindestens 2 Punkte auf der Skala).

Wenn der SUD-WERT nicht sinkt, werden wir die so genanntn "Zwischenentspannung" oder "9 Gammut Sequenz" aus Augenbewegungen, Summen und Zählen einsetzen.

In 95 % der Fälle wird der SUD-WERT um mindestens 2 Punkte gesunken sein und wir gehen zur nächsten Phase der Basisrunde über.

BEGRIFF DES ÜBERRESTES

"Wenn es Ihnen wichtig ist, ziehen Sie es bis zum Ende durch." Stanley Kubrick

Nachdem der SUD-Wert um mindestens 2 auf der Skala gesunken ist, können wir zur nächsten Phase mit der Idee "Rest von" übergehen und anschließend die Reframing-Sätze integrieren, auf die wir etwas weiter unten eingehen werden.

Der Begriff des Überrestes

Sobald der SUD-Wert ausreichend und signifikant gesunken ist, werden wir eine weitere Runde durchführen, aber dem Bewusstsein und dem Unterbewusstsein mitteilen, dass es sich nun mit dem Rest der Emotion bzw. der körperlichen Empfindung beschäftigen muss.

Ohne diese Nuance würde der Heilungsprozess hier aufhören, aber wir wollen ja, dass der Heilungsprozess bis zum Ende fortgesetzt wird, d.h. ein SUD-WERT Wert zwischen 0 und 3 erreicht wird, der akzeptabel ist, da nach einer EFT-Sitzung der Heilungsprozess bekanntlich in den

Tagen danach automatisch fortgesetzt wird, ohne dass wir erneut eingreifen müssen.

Dafür wiederholen wir eine gesamte Runde, weisen aber in jedem Satz darauf hin, dass wir an der übrig gebliebenden Emotion arbeiten, die wir „der Rest von…" nennen können.

Die neue Runde würde dann lauten:

> ⇨ *Auch wenn ich diesen Rest von (Emotion oder körperliche Empfindung) habe, wenn ich an diese (Erinnerung, zukünftiges Ereignis oder gegenwärtige Situation) denke, liebe und akzeptiere ich mich wie ich bin.*

Ich wiederhole diesen Satz dreimal laut, während ich den **Karate-Punkt (KP)** klopfe.

Beispiel:

Auch wenn die Erinnerung an den Streit mit meinem Mann mir einen Rest von Wut verleiht, liebe und akzeptiere ich mich wie ich bin.

Auch wenn ich einen Rest von Bauchschmerzen habe, wenn ich an meine Blutabnahme nächste Woche denke, liebe ich mich und akzeptiere mich voll und ganz.

Auch wenn ich einen Rest von Schuldgefühlen bezüglich des Ereignisses habe, liebe und akzeptiere ich mich voll und ganz.

Danach klopfen wir auf die 13 Punkte und wiederholen das Problem laut:

AB: Augenbrauenpunkt: ***Dieser Rest von*** *Emotion oder der körperlichen Empfindung*

SA: Seitlicher Augenpunkt: ***Dieser Rest von*** *Emotion oder der körperlichen Empfindung*

JB: Punkt des Jochbeins (unter dem Auge): ***Dieser Rest von*** *Emotion oder der körperlichen Empfindung*

UN: Unter der Nase: ***Dieser Rest von*** *Emotion oder der körperlichen Empfindung*

KF: Kinnfalte unter dem Mund: ***Dieser Rest von*** *Emotion oder der körperlichen Empfindung*

SB: Unter dem Schlüsselbein: ***Dieser Rest von*** *Emotion oder der körperlichen Empfindung*

UA: Unter dem Arm: ***Dieser Rest von*** *Emotion oder der körperlichen Empfindung*

UB: Unter der Brust: *Dieser Rest von* Emotion oder der körperlichen Empfindung

DA: Daumen Außenkante: *Dieser Rest von* Emotion oder der körperlichen Empfindung

ZF: Zeigefingerpunkt: *Dieser Rest von* Emotion oder der körperlichen Empfindung

MF: Mittelfingerpunkt: *Dieser Rest von* Emotion oder der körperlichen Empfindung

KF: Kleiner Fingerpunkt: *Dieser Rest von* Emotion oder der körperlichen Empfindung

KP: Karatepunkt: *Dieser Rest von* Emotion oder der körperlichen Empfindung

Beispiele:

⇨ Ich habe **einen Rest von** Wut, wenn ich an diese Erinnerung denke.

⇨ Die Erinnerung an den Streit mit meinem Ehepartner gibt mir **einen Rest von** Wut.

⇨ Ich habe **einen Rest von Angst**, wenn ich an meine Blutabnahme nächste Woche denke

⇨ *Ich habe **einen Rest von** Schuldgefühlen in Bezug auf meine Haltung gegenüber meinem Kind.*

⇨ *Ich habe **einen Rest von** Engegefühl in der Brust, wenn ich an die Bemerkung meines Vorgesetzten denke.*

REFRAMING SÄTZE

"Ein Mensch, der einen Fehler begeht und ihn nicht korrigiert, begeht einen weiteren Fehler."
Machiavelli

Das Reframing stellt eine große Stärke der EFT da. Die Reframing Sätze, die ein bestimmtes Format haben und von promovierten Psychologen, die EFT praktizieren, entwickelt wurden, sprechen nämlich sowohl das Bewusste als auch das Unbewusste an, und fördern so eine schnelle und nachhaltige Heilung.

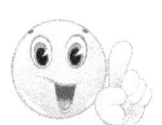 *Die Reframing Sätze sollten nicht voreilig eingesetzt werden, sondern erst, wenn der SUD-WERT um mindestens zwei Punkte gesunken ist,* was bedeutet, dass wir die Reframing-Sätze grundsätzlich nur in der Sequenz mit dem Begriff "Rest von" verwenden

Nützliche Reframing Sätze

⇨ Wie wäre es, wenn ich mich von diesem Rest von (Emotion oder körperlicher Empfindung) befreien würde?

⇨ *Wie wäre es, wenn ich diesen Rest von (Emotion oder körperlicher Empfindung) nicht mehr bräuchte?*

⇨ *In Wirklichkeit brauche ich diesen Rest von (Emotion oder körperlicher Empfindung) nicht mehr.*

⇨ *In Wirklichkeit, ist das alles Vergangenheit (um unangenehme Erinnerungen zu verarbeiten).*

⇨ *Wie wäre es, wenn es besser läuft, als ich es mir vorstelle (um zukünftige Ereignisse zu behandeln).*

⇨ *Ich entscheide, mich von diesem Rest von (Emotion oder körperliche Empfindung) zu befreien*

In einer Runde, die den Begriff "Rest von" integriert, reichen nur wenige Sätze aus, um eine größere Wirkung auf das Bewusste und das Unbewusste zu erzielen. Es ist nicht empfehlenswert, nur Framing-Sätze zu verwenden.

Vollständige Beispiele:

Ich wiederhole diesen Satz dreimal laut, während ich den Karate-Punkt (KP) klopfe.

Auch wenn die Erinnerung an den Streit mit meinem Mann mir einen Rest von Wut verleiht, liebe ich mich und akzeptiere mich so wie ich bin.

Auch wenn ich einen Rest von Bauchschmerzen habe, wenn ich an meine Blutabnahme nächste Woche denke, liebe und akzeptiere ich mich so wie ich bin

Auch wenn ich einen Rest von Schuldgefühlen wegen des Geschehenen habe, liebe und akzeptiere ich mich so wie ich bin.

Dann werden die 13 Punkte beklopft:

AB: Augenbrauenpunkt: ***Dieser Rest*** *von Emotion oder körperlichen Empfindung*

SA: Seitlicher Augenpunkt: ***Dieser Rest*** *von Emotion oder körperlichen Empfindung*

JB: Punkt des Jochbeins (unter dem Auge): ***Dieser Rest*** *von Emotion oder körperlichen Empfindung*

UN: Unter der Nase: ***Dieser Rest*** *von Emotion oder körperlichen Empfindung*

KF: Kinnfalte unter dem Mund: ***Dieser Rest*** *von Emotion oder körperlichen Empfindung*

SB: Unter dem Schlüsselbein: In Wirklichkeit brauche ich **diesen Rest von** Emotion oder körperlichen Empfindung nicht mehr

UA: Unter dem Arm: **Dieser Rest von** Emotion oder körperlichen Empfindung

UB: Unter der Brust: **Dieser Rest von** Emotion oder körperlichen Empfindung

DA: Daumen Außenkante: **Dieser Rest von** Emotion oder der körperlichen Empfindung

ZF: Zeigefingerpunkt: In Wirklichkeit ist das alles schon Vergangenheit

MF: Mittelfingerpunkt: **Dieser Rest von** Emotion oder der körperlichen Empfindung

KF: Kleiner Fingerpunkt: **Dieser Rest von** Emotion oder der körperlichen Empfindung

KP: Karatepunkt: *Ich entscheide mich dafür, mich* **von diesem Rest von** *Emotion oder körperlichen Empfindung zu befreien.*

Wie Sie vielleicht bemerkt haben, setzen wir nur einige wenige Reframing Sätze ein, um eine größere Wirkung auf das Bewusste und das Unbewusste zu erzielen.

In den folgenden Kapiteln finden Sie zahlreiche Beispiele für Runden, die auf die zu behandelnde Problematik zugeschnitten sind.

Das Endziel ist, dass der SUD-WERT Wert zwischen 0 und 3 liegt und die Sequenz mit dem Rest von Emotion oder körperlichen Empfindung durchgeführt wurde.

9-GAMUT PROZEDUR UND DIE LÄNGERE VERSION

"Die Dunkelheit kann die Dunkelheit nicht vertreiben; nur das Licht kann es." Martin Luther King

Die Neun-Aktionen-Reihe

Für den unwahrscheinlichen Fall, dass der SUD-WERT nach mindestens zwei Grundrunden nicht um mindestens zwei Punkte gesunken ist, werden wir die 9 Gamut Prozedur einbauen.

In der Tat, kann es laut einer Vibrationstheorie zu einer Energieblockade zwischen den beiden Gehirnhälften kommen, die jede Wirkung des Basisprotokolls blockiert. Dies ist eher selten und wird von uns auf etwa 5% der Fälle geschätzt.

In 95% der Fälle reicht das Grundprotokoll aus (wenn es mindestens zweimal wiederholt wurde).

Um eine allfällige Energieblockade aufzulösen, gehen wir zur längeren Version über, die die 9-Gamut Prozedur, eine Serie von 9 Aktionen, integriert.

Diese Version, die auch "Sandwich" genannt wird, ist länger als die vorherige, da sie zwei Runden beinhaltet und zwischen diesen beiden Runden die 9 Aktionen (im Sandwich) integriert.

Während der 9-Aktionen-Runde klopfen wir immer wieder auf den unten angegebenen Gamut-Punkt (auch Gamut genannt).

Diesen Punkt zu finden, ist recht einfach.

Er befindet sich in der Kuhle auf dem Handrücken zwischen den Knöcheln, an der Basis des Ringfingers und des kleinen Fingers. Diese Stelle können wir mit zwei oder drei Fingern beklopfen.

Anwendungsbereiche

In folgenden Situationen kann das 9-Gamut Protokoll hilfreich sein:

- Nach einer Klopfrunde, die besonders viel verändert hat.
- Wenn auch nach mehrere Klopfrunden keine Veränderung spürbar ist
- Zum Abschluss einer Sitzung, in der viel aufgelöst werden konnte.

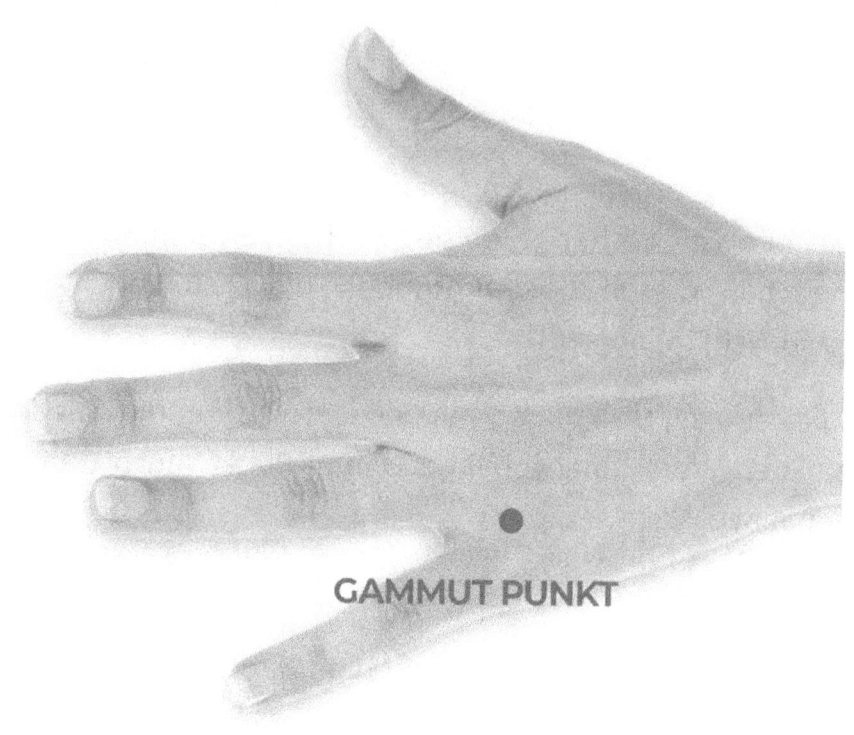

Während des gesamten 9-Gamut Protokolls **klopfen wir ständig auf den Gamut Punkt**.

Der Ablauf der 9 Schritte:

🖐 *Augen geschlossen halten.*

🖐 *Augen öffnen und geradeaus schauen.*

🖐 *Augen nach rechts unten richten, dabei Kopf gerade halten.*

🖐 *Augen nach links unten richten.*

Augen einmal im Kreis rollen.

 Augen einmal im Kreis in die andere Richtung rollen.

 Ein paar Töne summen, z. B. den Anfang von "Happy Birthday".

 Laut von 1 bis 5 zählen.

 Nochmals ein paar Töne summen.

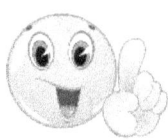 *Die Idee ist, über Augenbewegungen, Zählen und Summen möglichst viele Gehirnareale abwechselnd anzusprechen und dadurch eine Ausbalancierung der Gehirnaktivität zu erreichen: zum Beispiel aktiviert Zählen die linken Gehirnhälfte und Summen die rechte Gehirnhälfte*

Die längere Version:

Nachdem wir nun das 9-Gamut Protokoll erklärt haben, werden wir die komplette längere Version betrachten, indem wir jeden Punkt beklopfen und dabei an die traumatische Erinnerung denken.

KP: Karate Punkt: *Auch wenn ich diese Emotion bzw. diese körperliche Empfindung habe, liebe ich mich und akzeptiere ich mich voll und ganz (3 Mal)*

AB: Augenbrauenpunkt: *Diese Emotion oder physische Empfindung*

SA: Seitlicher Augenpunkt: *Diese Emotion oder physische Empfindung*

JB: Punkt des Jochbeins (unter dem Auge): *Diese Emotion oder physische Empfindung*

UN: Unter der Nase: *Diese Emotion oder physische Empfindung*

KF: Kinnfalte unter dem Mund: *Diese Emotion oder physische Empfindung*

SB: Unter dem Schlüsselbein: *Diese Emotion oder physische Empfindung*

UA: Unter dem Arm: *Diese Emotion oder physische Empfindung*

UB: Unter der Brust: *Diese Emotion oder physische Empfindung*

DA: Daumen Außenkante: *Diese Emotion oder physische Empfindung*

👆 **ZF:** Zeigefingerpunkt: *Diese Emotion oder physische Empfindung*

👆 **MF:** Mittelfingerpunkt: *Diese Emotion oder physische Empfindung*

👆 **KF:** Kleiner Fingerpunkt: *Diese Emotion oder physische Empfindung*

👆 **KP**: Karatepunkt: *Diese Emotion oder physische Empfindung*

👆 *Augen geschlossen halten.*

👆 *Augen öffnen und geradeaus schauen.*

👆 *Augen nach rechts unten richten, dabei Kopf gerade halten.*

👆 *Augen nach links unten richten.*

👆 *Augen einmal im Kreis rollen.*

👆 *Augen einmal im Kreis in die andere Richtung rollen.*

👆 Ein paar Töne summen, z. B. den Anfang von "Happy Birthday".

👆 Laut von 1 bis 5 zählen.

👆 Nochmals ein paar Töne summen.

👆 **AB**: Augenbrauenpunkt: *Diese Emotion oder physische Empfindung*

👆 **SA:** Seitlicher Augenpunkt: *Diese Emotion oder physische Empfindung*

👆 **JB:** Punkt des Jochbeins (unter dem Auge): *Diese Emotion oder physische Empfindung*

👆 **UN:** Unter der Nase: *Diese Emotion oder physische Empfindung*

👆 **KF:** Kinnfalte unter dem Mund: *Diese Emotion oder physische Empfindung*

👆 **SB:** Unter dem Schlüsselbein: *Diese Emotion oder physische Empfindung*

👆 **UA:** Unter dem Arm: *Diese Emotion oder physische Empfindung*

👆 **UB:** Unter der Brust: *Diese Emotion oder physische Empfindung*

DA: Daumen Außenkante: *Diese Emotion oder physische Empfindung*

ZF: Zeigefingerpunkt: *Diese Emotion oder physische Empfindung*

MF: Mittelfingerpunkt: *Diese Emotion oder physische Empfindung*

KF: Kleiner Fingerpunkt: *Diese Emotion oder physische Empfindung*

KP: Karatepunkt: *Diese Emotion oder physische Empfindung*

Wie wir bemerken können, werden nach der Einstimmungsphase (psychische Inversion) die 13 Punkte mit dem Erinnerungssatz geklopft, dann kommt die Abfolge der 9 Aktionen und zum Schluss nochmals die 13 Punkte mit dem Erinnerungssatz.

Nach dieser Langversion sollte der SUD-WERT Wert (Subjective Unit of Disturbance) in fast allen Fällen um mindestens zwei Stufen gesunken sein.

Sollte dies nicht der Fall sein, kann es sich um eine Fehleinschätzung der angesprochenen Emotion handeln, z. B. sprechen wir von Wut, obwohl Angst vorhanden ist.

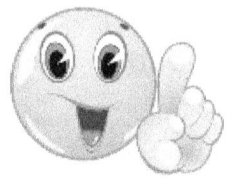 *Bei der Trauer handelt es sich um eine Emotion, die auf natürliche Weise resistent sein kann. Wir versuchen natürlich nicht die Traurigkeit auf 0 sondern auf ein erträgliches Level zu senken.*

Beispiel für eine lange Version

Die Erinnerung an ein unangenehmes Ereignis verursacht ein Engegefühl in meiner Brust, und da der SUD-WERT Wert stagniert, entscheide ich mich für die lange Version.

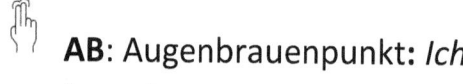 **KP:** Karate Punkt: *Auch wenn ich ein Engegefühl in meiner Brust empfinde, wenn ich an dieses Ereignis denke, liebe und akzeptiere ich mich voll und ganz (3 Mal)*

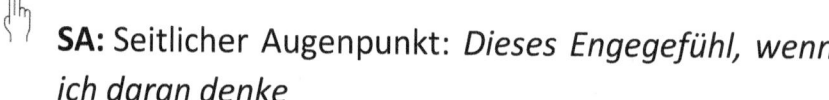

AB: Augenbrauenpunkt: *Ich empfinde ein Engegefühl in meiner Brust, wenn ich an dieses Ereignis denke.*

SA: Seitlicher Augenpunkt: *Dieses Engegefühl, wenn ich daran denke*

JB: Punkt des Jochbeins (unter dem Auge): *Dieses Engegefühl in meinem Oberkörper, wenn ich an dieses unangenehme Ereignis denke*

UN: Unter der Nase: *Dieses Engegefühl, das ich empfinde*

KF: Kinnfalte unter dem Mund: *Ich empfinde ein Engegefühl in meiner Brust, wenn ich an die Erinnerung denke.*

SB: Unter dem Schlüsselbein: *Ich empfinde ein starkes Engegefühl, wenn ich an die schlechte Erinnerung denke*

UA: Unter dem Arm: *Diese unangenehme Enge*

UB: Unter der Brust: *Dieses Engegefühl in meiner Brust, wenn ich daran denke*

DA: Daumen Außenkante: *Wenn ich an das Ereignis denke, entsteht ein Engegefühl in meiner Brust*

ZF: Zeigefingerpunkt: *Diese unangenehme Empfindung*

MF: Mittelfingerpunkt: *Diese unangenehme Enge, die ich in meiner Brust spüre*

KF: Kleiner Fingerpunkt: *Wenn ich allein schon an diese unangenehme Erinnerung denke, verengt sich meine Brust*

KP: Karatepunkt: *Diese unangenehme Enge in meinem Oberkörper*

- *Augen geschlossen halten (und gleichzeitig auf dem Gamut Punkt klopfen)*

- *Augen öffnen und geradeaus schauen (und gleichzeitig auf dem Gamut Punkt klopfen)*

- *Augen nach rechts unten richten, dabei Kopf gerade halten. (und gleichzeitig auf dem Gamut Punkt klopfen)*

- *Augen nach links unten richten (und gleichzeitig auf dem Gamut Punkt klopfen)*

- *Augen einmal im Kreis rollen (und gleichzeitig auf dem Gamut Punkt klopfen)*

- *Augen einmal im Kreis in die andere Richtung rollen (und gleichzeitig auf dem Gamut Punkt klopfen)*

- *Ein paar Töne summen, z. B. den Anfang von "Happy Birthday (und gleichzeitig auf dem Gamut Punkt klopfen)*

- *Laut von 1 bis 5 zählen (und gleichzeitig auf dem Gamut Punkt klopfen)*

- **Nochmals ein paar Töne summen.** *(und gleichzeitig auf dem Gamut Punkt klopfen)*

AB: Augenbrauenpunkt: *Ich empfinde ein Engegefühl in meiner Brust wenn ich an die Erinnerung denke.*

SA: Seitlicher Augenpunkt: *Dieses Engegefühl, wenn ich daran denke*

JB: Punkt des Jochbeins (unter dem Auge): *Dieses Engegefühl in meinem Oberkörper, wenn ich an die schlechte Erinnerung denke*

UN: Unter der Nase: *Dieses Engegefühl, das ich empfinde*

KF: Kinnfalte unter dem Mund: *Ich empfinde ein Engegefühl in meiner Brust wenn ich an die Erinnerung denke.*

SB: Unter dem Schlüsselbein: *Ich empfinde ein starkes Engegefühl wenn ich an die schlechte Erinnerung denke*

UA: Unter dem Arm: *Diese unangenehme Enge*

UB: Unter der Brust: *Dieses Engegefühl in meiner Brust, wenn ich daran denke*

DA: Daumen Außenkante: *Wenn ich an die schlechte Erinnerung denke, entsteht ein Engegefühl in meiner Brust*

ZF: Zeigefingerpunkt: *Diese unangenehme Empfindung*

MF: Mittelfingerpunkt: *Diese unangenehme Enge die ich in meiner Brust spüre*

KF: Kleiner Fingerpunkt: *Wenn ich schon allein an diese unangenehme Erinnerung denke erengt sich meine Brust*

KP: Karatepunkt: *Diese unangenehme Enge in meinem Oberkörper*

Wenn diese Abfolge beendet wurde und der SUD-WERT Wert um mind. 2 Punkte gesenkt werden konnte, starten wir die Wiederholungsabfolge mit dem Zusatz « Rest von », die wir bereits am Anfang des Kapitels erwähnt haben.

Zur Veranschaulichung werden weitere Beispiele zu verschiedenen Themen später in diesem Buch vorgestellt.

PHYSISCHE SCHMERZEN

"Der Schmerz ist das Gift der Schönheit." **William Shakespeare**

EFT hat das Potenzial, bestimmte körperliche Schmerzen zu lindern, zu beseitigen oder zu verdecken.

Aus diesem Grund und da Schmerzen ein Symptom sind, ist es wichtig, dass der Schmerz im Vorfeld von einem Arzt medizinisch untersucht wurde, und der Arzt die notwendigen Untersuchungen veranlasst hat, um die Ursachen der Schmerzen zu ergründen.

In diesem Kapitel geht es also um Schmerzen, die zuvor medizinisch untersucht wurden.

Definition

Der körperliche Schmerz ist eine universelle Erfahrung, die häufig mit Krankheiten, Verletzungen und anderen medizinischen Leiden einhergeht. Schmerzen können ein entscheidendes Warnsignal des Körpers sein und zu einer Quelle erheblichen Leidens werden. Erfahren wir nun, welche Mechanismen dem Schmerz zugrunde liegen, wie er vom Gehirn wahrgenommen wird, und resümieren die verschiedenen Ansätze zur Schmerzbewältigung insbesondere EFT.

Die Mechanismen des physischen Schmerzes

Körperlicher Schmerz entsteht durch die Aktivierung von Nozizeptoren, spezialisierten Sinnesrezeptoren, als Reaktion auf potenziell gefährliche Reize. Diese Signale werden dann über das Nervensystem an das Gehirn weitergeleitet und lösen eine Schmerzreaktion aus. Das Verstehen dieser grundlegenden Mechanismen ist wesentlich für die Entwicklung effektiver Bewältigungsstrategien.

Die Schmerzwahrnehmung

Die Art und Weise, wie wir Schmerzen wahrnehmen, ist komplex und wird von verschiedenen Faktoren beeinflusst, u. a. von Emotionen, früheren Erfahrungen und Erwartungen. Das Gehirn spielt eine zentrale Rolle bei der Schmerzmodulation, weshalb zwei Menschen unterschiedlich auf die gleiche Verletzung reagieren können. Wir werden die psychologischen Aspekte des Schmerzes erforschen und wie Schmerzen mit den physiologischen Aspekten interagieren.

Schmerztypen

Körperliche Schmerzen können in verschiedene Kategorien eingeteilt werden, wie z. B. noziszeptive

Schmerzen (verbunden mit Gewebeschäden), neuropathische Schmerzen (verbunden mit Nervenschäden) und chronische Schmerzen. Jede Art von Schmerz erfordert spezifische Ansätze zur Bewältigung, was die Bedeutung einer genauen Diagnose unterstreicht.

Ansätze der Schmerztherapie

Die Behandlung von Schmerzen kann eine Kombination aus medizinischen Behandlungen, Physiotherapie und psychologische Behandlungen umfassen. Von Schmerzmitteln bis hin zu ganzheitlicheren Ansätzen wie beispielsweise die Sophrologie (Achtsamkeits- und Bewusstseinstraining) und die Physiotherapie stehen verschiedene Möglichkeiten zur Verfügung, um körperliche Schmerzen zu lindern und die Lebensqualität der Betroffenen zu verbessern. Um beim Thema des Buches zu bleiben interessieren wir uns hier natürlich für die EFT als schmerzlindernde Methode.

Forschung und Innovation

Die ständigen Fortschritte in der Schmerzforschung eröffnen neue Perspektiven für das Verständnis von Schmerzen und die Entwicklung innovativer Therapien. Von den Neurowissenschaften bis zur Pharmakologie - die neuesten Forschungsergebnisse und Innovationen werden die Schmerzbehandlung in Zukunft wahrscheinlich radikal verändern.

Zusammenfassend lässt sich sagen, dass körperlicher Schmerz ein komplexes Phänomen ist, das einen multidimensionalen Ansatz erfordert, um wirksam verstanden und behandelt werden zu können. Indem wir die zugrunde liegenden Mechanismen, die Wahrnehmung und die Behandlungsmethoden beleuchten, wollen wir den Leser für die entscheidende Bedeutung einer ganzheitlichen Schmerzbehandlung sensibilisieren und gleichzeitig unterstreichen, dass künftige Fortschritte die Lebensqualität von Menschen mit chronischen oder akuten Schmerzen weiter verbessern werden.

SCHMERZEN MIT EFT BEHANDELN

"Sei lieb, oh mein Schmerz, und halte inne!" Charles BEAUDELAIRE

Wie bereits erwähnt, sollten die zu behandelnden Schmerzen schon im Vorfeld medizinisch untersucht worden sein.

Falls der Schmerz präsent ist

Falls der Schmerz präsent ist, werden wir ihn zuerst einmal ganz genau beschreiben. Beispielsweise, ob er brennt, pulsiert, sticht oder ausstrahlt, und die genaue Stelle, die wehtut bestimmen. Wir können dem Schmerz auch eine Farbe geben.

Danach bewerten wir den Schmerz auf einer Skala von 1 bis 10, was dann unser SUD-Wert (Subjective Unit of Disturbance) ist.

Schließlich beginnen wir mit unserem Basisprotokoll und wenn der SUD-WERT um mehr als 2 Punkte gesunken ist, gehen wir zu dem Wiederholungsprotokoll mit dem Zusatz « Rest von » und den Reframing Sätzen über, mit dem Ziel einen akzeptablen Schmerzpegel von 0 bis 3 zu erreichen. (wie zuvor mit den Emotionen).

Wie bereits erwähnt, können wir auch die längere Version anwenden, mit den 9 Aktionen, falls der Schmerz nicht nachlässt.

Es kann vorkommen, dass sich ein anderer Schmerz bemerkbar macht. In diesem Fall behandeln wir den neuen Schmerz, sobald wir die Behandlung des vorherigen Schmerzes abgeschlossen haben.

Beispiel:

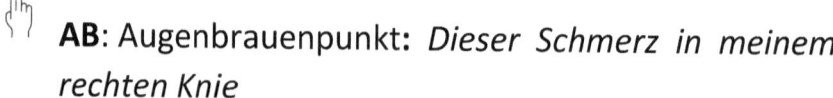

KP: Karate Punkt: *Auch wenn ich diesen Schmerz habe, der in meinem rechten Knnie brennt, liebe ich mich und akzeptiere mich voll und ganz. (3 Mal)*

AB: Augenbrauenpunkt: *Dieser Schmerz in meinem rechten Knie*

SA: Seitlicher Augenpunkt: *Dieser Schmerz, der in meinem rechten Knie brennt*

JB: Punkt des Jochbeins (unter dem Auge): *Dieser Schmerz, der rot und pochend ist*

UN: Unter der Nase: *Dieser pochende Schmerz an meinem rechten Knie*

KF: Kinnfalte unter dem Mund: *Mir tut mein rechtes Knie weh*

SB: Schlüsselbein: *Dieser Schmerz, der mich behindert*

UA: Unter dem Arm: *Dieser brennende Schmerz an meinem rechten Knie*

UB: Unter der Brust: *Dieser rote pochende Schmerz*

DA: Daumen Außenkante: *Mir tut mein rechtes Knie sehr weh*

ZF: Zeigefingerpunkt: *Dieser stechende Schmerz*

MF: Mittelfingerpunkt: *Dieser Schmerz in meinem rechten Knie*

KF: Kleiner Fingerpunkt: *Dieser Schmerz in meinem rechten Knie*

KP: Karatepunkt: *Dieser brennende und rote Schmerz in meinem rechten Knie*

Wenn der SUD-WERT Wert nicht um mindestens 2 gesunken ist, wiederholen wir diese Runde. Wenn der SUD-WERT Wert um 2 gesunken ist, gehen wir in die Wiederholungsrunde.

KP: Karate Punkt: *Auch wenn ich noch einen restlichen Schmerz habe, der in meinem rechten Knie brennt, liebe und akzeptiere ich mich wie ich bin (3 Mal wiederholen)*

AB: Augenbrauenpunkt: *Der restliche Schmerz an meinen rechten Knie*

SA: Seitlicher Augenpunkt: *Der restliche Schmerz, der in meinem rechten Knie brennt*

JB: Punkt des Jochbeins (unter dem Auge): *Der restliche Schmerz, der rot und pochend ist*

UN: Unter der Nase: *Dieser restliche pochende Schmerz an meinem rechten Knie*

KF: Kinnfalte unter dem Mund: *Und wie wäre es, wenn ich mich von diesem Restschmerz befreien würde*

SB: Schlüsselbein: *Dieser restliche Schmerz, der mich behindert*

UA: Unter dem Arm: *Dieser brennende restliche Schmerz an meinem rechten Knie*

UB: Unter der Brust: *In Wahrheit brauche ich diesen restlichen Schmerz nicht mehr*

DA: Daumen Außenkante: *Mir tut mein rechtes Knie immer noch weh*

ZF: Zeigefingerpunkt: *Dieser stechende restliche Schmerz*

MF: Mittelfingerpunkt: *Dieser restliche Schmerz an meinem rechten Knie*

KF: Kleiner Fingerpunkt: *Dieser restliche Schmerz in meinem rechten Knie*

KP: Karatepunkt: *Ich entscheide mich dafür, mich von dem Rest des brennenden, roten Schmerzes an meinem rechten Knie zu befreien*

Und wir wiederholen diese Version bis zu einem deutlichen Rückgang der Schmerzen (idealerweise zwischen 0 und 3).

Im Falle, dass die Schmerzen nicht weggehen oder erneut auftreten

Es kann vorkommen, dass der Schmerz bestehen bleibt oder kurzzeitig verschwindet, aber später wieder auftritt.

In diesem Fall werden wir das Basisprotokoll wiederholen, und dabei einige schmerzspezifische Sätze einbauen.

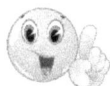 *Falls gewünscht, können wir das folgende Protokoll bereits in der ersten Runde verwenden.*

KP: Karate Punkt: *Auch wenn dieser Schmerz an meinem rechten Knie brennt, liebe und akzeptiere ich mich voll und ganz (3 Mal)*

AB: Augenbrauenpunkt: *Dieser Schmerz an meinem rechten Knie*

SA: Seitlicher Augenpunkt: *Dieser Schmerz, deren Ursache ich nicht kenne.*

JB: Punkt des Jochbeins (unter dem Auge): *Dieser Schmerz, der mich seit langem stört*

UN: Unter der Nase: *Dieser pochende Schmerz an meinem rechten Knie.*

KF: Kinnfalte unter dem Mund: *Ich akzeptiere die bewusste oder unbewusste Nachricht meines Körpers*

SB: Schlüsselbein: *Dieser Schmerz, der mich behindert*

UA: Unter dem Arm: *Dieser brennende Schmerz an meinem rechten Knie*

UB: Unter der Brust: *Ich brauchte dieses Schmerz vielleicht in der Vergangenheit, aber das ist nun vorbei*

DA: Daumen Außenkante: *Mir tut mein rechtes Knie weh*

ZF: Zeigefingerpunkt: *Dieser stechende Schmerz*

MF: Mittelfingerpunkt: *Dieser Schmerz in meinem rechten Knie*

KF: Kleiner Fingerpunkt: *Dieser Schmerz an meinem rechten Knie*

KP: Karatepunkt: *Dieser brennende und rote Schmerz an meinem rechten Knie*

Manchmal kann der Schmerz nach einigen Tagen abklingen. Es ist nicht notwendig, ein sofortiges Ergebnis zu erwarten, falls das nicht der Fall ist und sich geduldig zeigen.

EFT FÜR KINDER

"Im echten Manne ist ein Kind versteckt, das will spielen" **Friedrich Nietzsche**

Es kann vorkommen, dass wir EFT bei unseren Kindern anwenden, da Kinder, wie auch Erwachsene, ihre Leiden haben. Die gute Nachricht ist, dass EFT bei unseren Kindern sehr gut wirkt, vorausgesetzt, wir setzen es möglichst spielerisch ein.

Wir können jedoch nur mit Kindern arbeiten, die sich dessen bewusst sind, was sie in den Sätzen sagen, was ein Mindestalter von etwa fünf Jahren voraussetzt.

Bei Babys und Kleinkindern, die noch nicht alt genug sind, um zu sprechen und die Sätze zu verstehen, können wir mit dem Stellvertreter Klopfen arbeiten, wovon später noch die Rede sein wird.

In erster Linie müssen wir das Vertrauen des Kindes gewinnen, damit es sich entspannt. Wir können es fragen, wie es sich momentan fühlt, und dafür zum Beispiel eine

Wetter Metapher benutzen. (es regnet, es scheint die Sonne, es stürmt, ...).

Wir können ihm erklären, dass es magische Punkte auf seinem Körper gibt und dass wir sie beklopfen werden, um ihm etwas Gutes zu tun.

Dann gehen wir auf sein Problem oder sein Leiden ein, und lassen dem Kind uns erklären, was es fühlt (Emotion oder körperliche Empfindung), wenn er von seinem Problem spricht. Das Kind kann uns zum Beispiel mit seinen ausgestreckten Armen zeigen, wir groß die emotionale bzw. somatische Belastung ist.

Schließlich beginnen wir das Basisprotokoll, indem wir auf das Kind sanft klopfen (wenn es unser eigenes Kind ist).

Beispiel:

KP: Karate Punkt: *Auch wenn ich genervt bin, wenn ich an diesen Jungen denke, der mich in der Schule ärgert, lieben Papa und Mama mich*

KP: Karate Punkt: *Auch wenn ich genervt bin, wenn ich an diesen Jungen denke, der mich in der Schule ärgert, bin ich ein großartiges Kind*

KP: Karate Punkt: *Auch wenn ich genervt bin, wenn ich an diesen Jungen denke, der mich in der Schule ärgert, bin ich ein toller Junge (od. ein tolles Mädchen)*

AB: Augenbrauenpunkt: *Ich habe den Jungen, der mich in der Schule ärgert satt.*

SA: Seitlicher Augenpunkt: *Er ärgert mich zu viel.*

JB: Punkt des Jochbeins (unter dem Auge): *Er kommt immer, um mich zu ärgern, wenn ich in Ruhe gelassen werden will.*

UN: Unter der Nase: *Ich bin genervt, wenn ich daran denke*

KF: Kinnfalte unter dem Mund: *Ich bin sehr genervt*

SB: Schlüsselbein: *Ich möchte, dass er mich in Ruhe lässt*

UA: Unter dem Arm: *Er ärgert mich wirklich*

UB: Unter der Brust: *Ich denke daran, und es nervt mich*

DA: Daumen Außenkante: *Ich möchte ihn nicht mehr sehen*

ZF: Zeigefingerpunkt: *Ich habe sogar wegen ihm keine Lust mehr in die Schule zu gehen*

MF: Mittelfingerpunkt: *Ich bin sehr genervt, wenn ich daran denke*

KF: Kleiner Fingerpunkt: *Ich will ihn nicht mehr sehen*

KP: Karatepunkt: *Ich bin sehr genervt, wenn ich an diesen Jungen denke*

Wenn SUD-Wert ein wenig gesunken ist, klopfen wir eine weitere Runde, mit dem "Rest von" der Emotion und den Erinnerungssätzen.

KP: Karate Punkt: *Auch wenn ich noch ein bisschen genervt bin, wenn ich an diesen Jungen denke, der mich in der Schule ärgert, lieben Papa und Mama mich*

KP: Karate Punkt: *Auch wenn ich noch ein bisschen genervt bin, wenn ich an diesen Jungen denke, der mich in der Schule ärgert, bin ich ein großartiges Kind*

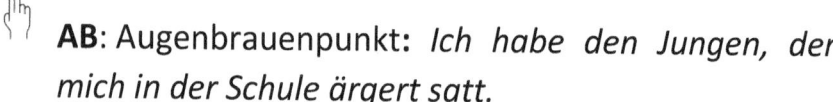

KP: Karate Punkt: *Auch wenn ich genervt bin, wenn ich an diesen Jungen denke, der mich in der Schule ärgert, bin ich ein toller Junge (od. ein tolles Mädchen)*

AB: Augenbrauenpunkt: *Ich habe den Jungen, der mich in der Schule ärgert satt.*

SA: Seitlicher Augenpunkt: *Er ärgert mich noch ein bisschen.*

JB: Punkt des Jochbeins (unter dem Auge): *Er kommt immer, um mich zu ärgern, wenn ich in Ruhe gelassen werden will*

UN: Unter der Nase: *Ich bin ein wenig genervt, wenn ich daran denke*

KF: Kinnfalte unter dem Mund: *Ich bin noch ein bisschen genervt*

SB: Schlüsselbein: *Und wie wär's wenn ich weniger genervt wäre*

UA: Unter dem Arm: *In Wirklichkeit ist er der Doofe, nicht ich*

UB: Unter der Brust: *Ich denke daran, und es nervt mich noch ein bisschen*

DA: Daumen Außenkante: *Ich möchte ihn nicht mehr sehen*

ZF: Zeigefingerpunkt: *Ich habe sogar wegen ihm keine Lust mehr in die Schule zu gehen*

MF: Mittelfingerpunkt: *Aber in Wirklichkeit bin ich der Stärkere*

KF: Kleiner Fingerpunkt: *Ich entscheide, nicht mehr genervt zu sein*

KP: Karatepunkt: *Ich entscheide ihn zu ignorieren, er ist zu doof*

Es ist sehr wichtig, in einem der Selbstakzeptanz Sätze (Auch wenn...) zu erwähnen, dass "Papa und Mama mich lieben".

Weitere Beispiele für Klopfrunden für Kinder finden Sie weiter unten in diesem Buch.

EFT IN VERTRETUNG ODER AUF DISTANZ

"Die Distanz ist kein Hindernis sondern eine schöner Beweis für die Kraft wahrer Liebe." **Gandhi**

Es ist möglich, EFT-Sitzungen aus der Ferne durchzuführen, ohne dass die Person an unserer Seite anwesend ist. Dies gilt insbesondere für Babys und sehr kleine Kinder, die noch kein Sprachbewusstsein haben.

Auch wenn ich es üblicherweise nicht praktiziere, scheint es doch interessante Ergebnisse zu liefern und es kann vorkommen, dass ich es unter ganz besonderen Umständen doch mal einsetze.

Laut der Arbeiten über die Quanten- und Energiephysik von Max Planck und Albert Einstein scheint dies auch für einen Wissenschaftler kohärent und erklärbar zu sein.

Reiki, eine aus Japan stammende Technik zum energetischen Ausgleich, nutzt diese Methode der

Fernbehandlung ebenso wie der Magnetismus. Auch das Gesundbeten gehört zu dieser Therapieform.

In diesem Buch beschäftigen wir uns mit Babys und Kleinkindern.

Je nach zu behandelnder Person, ob es sich um eine Baby oder ein Kleinkind handelt, sei hier daran erinnert, dass es in jedem Fall notwendig ist, vorher einen ärztlichen Rat einzuholen.

Die Runde

Wir **denken intensiv** an unser Baby oder unser Kind während der gesamten Runde, und stellen uns dabei vor, dass wir es sanft beklopfen.

KP: Karate Punkt: *Auch wenn ich "Vorname des Kindes" bin und dieses Problem habe, lieben mich Mama und Papa*

KP: Karate Punkt: *Auch wenn ich "Vorname des Kindes" bin und dieses Problem habe, bin ich ein bin ich ein großartiges Kind*

KP: Karate Punkt: *Auch wenn ich "Vorname des Kindes" bin und dieses Problem habe, bin ich ein toller Junge (od. ein tolles Mädchen)*

AB: Augenbrauenpunkt: *Dieses Problem, das mich ärgert*

SA: Seitlicher Augenpunkt: *Ich habe dieses Problem*

JB: Punkt des Jochbeins (unter dem Auge): *Ich würde dieses Problem gerne loswerden*

UN: Unter der Nase: *Dieses Problem, das mich jeden Tag ärgert*

KF: Kinnfalte unter dem Mund: *Dieses Problem*

SB: Schlüsselbein: *Ich bin durch dieses Problem beeinträchtigt*

UA: Unter dem Arm: *Dieses Problem nervt mich*

UB: Unter der Brust: *Ich würde es gerne loswerden*

DA: Daumen Außenkante: *Dieses Problem, das mich nervt*

ZF: Zeigefingerpunkt: *Dieses Problem dauert schon zu lange*

MF: Mittelfingerpunkt: *Ich habe dieses Problem*

KF: Kleiner Fingerpunkt: *Ich habe gute Gründe, dieses Problem zu haben.*

KP: Karatepunkt: *Dieses Problem*

Nach dieser Runde gehen wir direkt in die Wiederholungsrunde mit dem Zusatz „Rest von" und einigen Erinnerungssätzen, da wir ja keinen SUD-WERT Wert abfragen konnten.

KP: Karate Punkt: *Auch wenn ich "Vorname des Kindes" bin und ich teilweise dieses Problem noch habe, lieben mich Mama und Papa*

KP: Karate Punkt: *Auch wenn ich "Vorname des Kindes" bin und ich teilweise dieses Problem noch habe, bin ich ein bin ich ein großartiges Kind*

KP: Karate Punkt: *Auch wenn ich "Vorname des Kindes" bin und ich teilweise dieses Problem noch habe, bin ich ein toller Junge (od. ein tolles Mädchen*

AB: Augenbrauenpunkt: *Dieses Problem, das mich noch ein bisschen ärgert*

SA: Seitlicher Augenpunkt: *Ich habe dieses Problem noch ein bisschen*

JB: Punkt des Jochbeins (unter dem Auge): *Ich würde dieses restliche Problem gerne loswerden*

UN: Unter der Nase: *Wie wär's wenn ich dieses Problem nicht mehr bräuchte*

KF: Kinnfalte unter dem Mund: *Der Rest von diesem Problem*

SB: Schlüsselbein: *Ich habe entschieden, mich davon zu befreien*

UA: Unter dem Arm: *In Wahrheit brauche ich dieses Problem nicht mehr*

UB: Unter der Brust: *Ich würde es gerne loswerden*

DA: Daumen Außenkante: *Dieses restliche Problem, das mich nervt*

ZF: Zeigefingerpunkt: *Ich habe noch ein wenig dieses Problem*

MF: Mittelfingerpunkt: Ich entscheide mich davon zu befreien

 KF: Kleiner Fingerpunkt: *Der Rest dieses Problems*

 KP: Karatepunkt: *In Wahrheit brauche ich dieses Problem nicht mehr*

<u>Beispiel:</u>

Wir werden während der gesamten Runde **intensiv an unser Baby oder Kind denken** und uns vorstellen, dass wir es sanft beklopfen.

Nehmen wir als Beispiel, den schlechten Schlaf unseres Babys Enzo, bei dem vorab natürlich eine allfällige Pathologie ausgeschlossen wurde.

KP: Karate Punkt: *Auch wenn ich Enzo bin und ich nicht gut schlafe, lieben mich Mama und Papa*

KP: Karate Punkt: *Auch wenn ich Enzo bin und ich nicht gut schlafe, bin ich ein bin ich ein großartiges Kind*

KP: Karate Punkt: *Auch wenn ich Enzo bin und dieses Problem habe, bin ich ein tolles Baby*

AB: Augenbrauenpunkt: *Ich habe Probleme nachts gut durchzuschlafen.*

SA: Seitlicher Augenpunkt: *Ich wache zu oft auf*

JB: Punkt des Jochbeins (unter dem Auge): *Ich würde dieses Problem gerne loswerden*

UN: Unter der Nase: *Dieses Problem, das mich jede Nacht stört*

KF: Kinnfalte unter dem Mund: *Ich habe Probleme nachts gut zu schlafen*

SB: Schlüsselbein: *Ich wache zu oft nachts auf*

UA: Unter dem Arm: *Dieses Problem stört mich*

UB: Unter der Brust: *Ich würde es gerne loswerden*

DA: Daumen: *Ich schaffe es nicht, nachts gut zu schlafen*

ZF: Zeigefingerpunkt: *Dieses Problem, dauert seit zu langer Zeit an*

MF: Mittelfingerpunkt: *Ich habe dieses Problem*

KF: Kleiner Fingerpunkt: *Ich habe gute Gründe, dieses Problem zu haben.*

KP: Karatepunkt: *Ich schlafe nachts zu oft schlecht*

Danach gehen wir direkt in die Wiederholungsrunde mit einigen Reframingsätzen, da wir ja keinen SUD-WERT Wert abfragen konnten.

KP: Karate Punkt: *Auch wenn ich Enzo bin und ich nicht gut schlafe, lieben mich Mama und Papa*

KP: Karate Punkt: *Auch wenn ich Enzo bin und ich nicht gut schlafe, bin ich ein bin ich ein großartiges Kind*

KP: Karate Punkt: *Auch wenn ich Enzo bin und dieses Problem habe, bin ich ein tolles Baby*

AB: Augenbrauenpunkt: *Ich habe Probleme nachts gut zu schlafen.*

SA: Seitlicher Augenpunkt: *Ich wache zu oft auf*

JB: Punkt des Jochbeins (unter dem Auge): *Ich würde dieses Problem gerne loswerden*

UN: Unter der Nase: *Dieses Problem, das mich jede Nacht stört*

KF: Kinnfalte unter dem Mund: *Und wenn ich nachts gut schlafen könnte*

SB: Schlüsselbein: *Ich wache zu oft nachts auf*

UA: Unter dem Arm: *Dieses Problem stört mich*

UB: Unter der Brust: *Ich entscheide, dass ich von nun an gut durchschlafe*

DA: Daumen: *Ich schaffe es nicht, nachts gut zu schlafen*

ZF: Zeigefingerpunkt: *Dieses Problem, dauert seit zu langer Zeit an*

MF: Mittelfingerpunkt: *Ich entscheide entspannt zu sein und gut nachts zu schlafen*

KF: Kleiner Fingerpunkt: *Ich habe gute Gründe, dieses Problem zu haben.*

KP: Karatepunkt: *In Wahrheit brauche ich nicht mehr nachts aufzuwachen.*

Auch wenn diese Technik meiner Meinung nach zu weniger guten Ergebnissen führt als der Spiegelgesetz Ansatz, mit den wiederholten Sätzen, sollten wir diese Technik trotzdem ausprobieren, denn positive Überraschungen sind nicht ausgeschlossen.

LANGFRISTIGE SELBSTBEHANDLUNG MIT EFT

"Äußerer Frieden ist nutzlos ohne inneren Frieden." Gandhi

Um Gelassenheit und tiefen inneren Frieden zu entwickeln, schlägt Gay Craig die sogenannte "Persönliche Friedensprozedur" vor.

Es handelt sich dabei um eine Selbstbehandlung mit EFT, die sehr überzeugende Ergebnisse liefert.

Zuerst besorgen wir uns ein kleines Notizbuch. Auf diesem notieren wir 50 unangenehme Erinnerungen (Gary Craig verlangt 100). Das Prinzip ist, dass wir jedes Mal, wenn uns eine unangenehme Erinnerung in den Sinn kommt, diese auf diesem Block notieren.

Sobald wir alle 50 Erinnerungen haben, ordnen wir sie von der leichtesten bis zur stärksten emotionalen Erinnerung.

Um uns zu helfen, schreiben wir neben jeder Erinnerung einen SUD- Wert von 1 bis 5, um die emotionale Intensität zu bewerten.

Schließlich werden wir jeden Tag 1 Erinnerung behandeln, beginnend mit der leichtesten. Dieses Verfahren ist wie eine Art emotionale Reinigung und wird es uns ermöglichen, mehr Gelassenheit und Wohlbefinden in unserem Alltag zu empfinden.

Für den Fall, dass bestimmte Ereignisse in der Vergangenheit zu schmerzhaft sind und wir uns nicht in der Lage fühlen, sie allein zu verarbeiten, sollten wir einen EFT-Therapeuten hinzuziehen, der uns begleiten kann.

BEISPIELE AUS DER PRAXIS

"Ohne Beispiele kann man nichts richtig lehren".
Columella

Dieses wesentliche Kapitel soll uns bei unserer EFT-Praxis zu verschiedenen Themen eine wertvolle Hilfe sein. Selbstverständlich können diese Runden mit unseren eigenen Worten und Gefühlen angereichert werden.

Diese Beispiele können unsere Praxis bereichern und auf verschiedene Ereignisse, mit denen wir uns befassen wollen, übertragen werden.

Erinnerung an eine Ungerechtigkeit

Wir werden stark an das Ereignis bzw. an das Gefühl der Ungerechtigkeit denken, und dann den SUD-WERT Wert danach bewerten, wie stark die Emotionen/Körper Empfindungen sind, die die Erinnerung an dieses Ereignis noch heute bei uns auslöst.

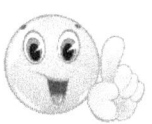 *Die wichtigsten Emotionen sind Wut, Scham, Schuld, Traurigkeit, Angst, Ekel und die Empfindungen können Beklemmung, Schmerz, Zittern, Herzrasen etc. sein.*

Dann klopfe ich den Karatepunkt und wiederhole dabei folgende Sätze:

Auch wenn diese Erinnerung ein Gefühl der Ungerechtigkeit in mir erzeugt, liebe und akzeptiere ich mich voll und ganz.

Auch wenn die Gedanken an diese Erinnerung dieses Gefühl in mir erzeugen, liebe und akzeptiere ich mich voll und ganz.

Auch wenn ich bei dieser Erinnerung ein starkes Gefühl der Ungerechtigkeit empfinde, liebe und akzeptiere ich mich voll und ganz.

Dann beklopfe ich die 13 Punkte:

 AB: Augenbrauenpunkt: *Ich fühle Ungerechtigkeit, wenn ich an diese Erinnerung denke.*

SA: Seitlicher Augenpunkt: Die Erinnerung an diese Ungerechtigkeit verleiht mir eine Emotion/Empfindung

JB: Punkt des Jochbeins (unter dem Auge): Diese unangenehme Erinnerung

UN: Unter der Nase: Diese Emotion/Empfindung, wenn ich daran denke

KF: Kinnfalte unter dem Mund: Diese Ungerechtigkeit die ich empfinde, wenn ich daran denke

SB: Schlüsselbein: Das war wirklich ungerecht

UA: Unter dem Arm: Wenn ich an diese Ungerechtigkeit denke, fühle ich diese Emotion/ die Empfindung

UB: Unter der Brust: Diese Erinnerung ist wirklich unangenehm für mich

DA: Daumen Außenkante: Dieses Ereignis ist wirklich ungerecht

ZF: Zeigefingerpunkt: An dieses Ereignis zu denken, gibt mir ein Gefühl der Ungerechtigkeit

MF: Mittelfingerpunkt: Wenn ich nur an dieses Ereignis denke, empfinde ich diese Emotion / dieses Gefühl

KF: Kleiner Fingerpunkt: Ich mag diese unangenehme Erinnerung wirklich nicht

KP: Karatepunkt: Wenn ich nur daran denke, fühle ich mich ungerecht behandelt und habe diese Emotion/dieses Gefühl

Wenn die Runde beendet ist, bewerten wir den SUD-WERT Wert erneut. Wenn dieser sich nicht oder kaum verändert hat, wiederholen wir die vorherige Runde. Wenn sich der SUD-WERT Wert um mindestens 2 verringert hat, gehen wir zur nächsten Runde über:

Dann beklopfe ich den Karatepunkt und wiederhole dabei folgende Sätze:

Auch wenn diese Erinnerung noch ein Gefühl der Ungerechtigkeit in mir erzeugt, liebe und akzeptiere ich mich voll und ganz.

Auch wenn die Gedanken an diese Erinnerung in mir ein Restgefühl erzeugt, liebe und akzeptiere ich mich voll und ganz.

Auch wenn ich bei dieser Erinnerung noch ein Gefühl der Ungerechtigkeit und ein wenig die Emotion empfinde, liebe und akzeptiere ich mich voll und ganz.

Dann beklopfe ich die 13 Punkte:

AB: Augenbrauenpunkt: *Ich fühle immer noch Ungerechtigkeit, wenn ich an diese Erinnerung denke.*

SA: Seitlicher Augenpunkt: *Die Erinnerung an diese Ungerechtigkeit verleiht mir eine restliche Emotion/Empfindung*

JB: Punkt des Jochbeins (unter dem Auge): *Diese unangenehme Erinnerung*

UN: Unter der Nase: *Diese restliche Emotion/Empfindung, wenn ich daran denke*

KF: Kinnfalte unter dem Mund: *Diese Ungerechtigkeit die ich empfinde, wenn ich daran denke*

SB: Schlüsselbein: *Wie wär's, wenn ich mich von dieser restlichen Emotion befreien würde*

UA: Unter dem Arm: *In Wahrheit ist das alles schon Vergangenheit*

UB: Unter der Brust: *Diese Erinnerung ist wirklich unangenehm für mich*

DA: Daumen Außenkante: *Diese restliche Emotion, wenn ich daran denke*

ZF: Zeigefingerpunkt: *Ich entscheide mich von dieser restlichen Emotion zu befreien*

MF: Mittelfingerpunkt: *In Wirklichkeit brauche ich das jetzt nicht mehr*

KF: Kleiner Fingerpunkt: *Diese unangenehme Erinnerung*

KP: Karatepunkt: Ich entscheide mich dafür, es hinter mir zu lassen

Wenn diese Runde beendet ist, bewerten wir unseren SUD-WERT erneut. Wenn er kleiner oder gleich 3 ist, können wir die Sitzung beenden, andernfalls wiederholen wir die vorherige Runde.

Erinnerung an einen Unfall

Wir werden stark an die unangenehme Erinnerung an diesen Unfall denken und den SUD-WERT Wert gedanklich danach bewerten, wie stark die Emotionen/Empfindungen sind, die das Ereignis in der Gegenwart bei uns auslöst.

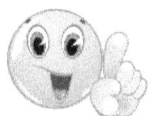 *Die wichtigsten Emotionen sind Wut, Scham, Schuld, Traurigkeit, Angst, Ekel und die körperlichen Empfindungen können Beklemmung, Schmerz, Zittern, Herzrasen etc. sein*

Dann klopfe ich den Karatepunkt und wiederhole dabei die folgenden Sätze:

Auch wenn mich die Erinnerung an diesen Unfall stresst, liebe und akzeptiere ich mich voll und ganz.

Auch wenn die Erinnerung an diesen Unfall mir dieses Gefühl/diese Emotion verschafft, wenn ich daran denke, liebe und akzeptiere ich mich voll und ganz.

Auch wenn ich beim Gedanken an diesen Unfall diese Emotion/Empfindung habe, liebe ich mich und akzeptiere mich voll und ganz.

Dann klopfe ich die 13 Punkte:

 AB: Augenbrauenpunkt: *Wenn ich an diesen Unfall denke, gerate ich stark unter Stress*

SA: Seitlicher Augenpunkt: Die Erinnerung an diesen Unfall gibt mir dieses Gefühl/diese Empfindung

JB: Punkt des Jochbeins (unter dem Auge): *Dieses unangenehme Gefühl*

UN: Unter der Nase: *Diese Emotion/Empfindung wenn ich an den Unfall denke*

KF: Kinnfalte unter dem Mund: *Der Stress, den ich empfinde, wenn ich daran denke*

SB: Schlüsselbein: *An diesen Unfall zu denken, löst bei mir diese Emotion/Empfindung aus.*

UA: Unter dem Arm: *Wenn ich an diese für mich unangenehme Erinnerung denke, empfinde ich diese Emotion/Empfindung*

UB: Unter der Brust: *Diese Erinnerung ist wirklich unangenehm für mich*

DA: Daumen Außenkante: *Ich mag wirklich nicht an diesen Unfall denken*

ZF: Zeigefingerpunkt: *An diese Erinnerung zu denken, löst bei mir diese Emotion/Empfindung aus*

MF: Mittelfingerpunkt: *Allein wenn ich an diese Erinnerung denke, empfinde ich diese Emotion/Gefühl*

KF: Kleiner Fingerpunkt: *Ich mag diese unangenehme Erinnerung wirklich nicht.*

KP: Karatepunkt: *Schon der Gedanke daran lässt mich diese Emotion/Empfindung empfinden*

Wenn die Runde beendet ist, bewerten wir den SUD-WERT erneut. Wenn dieser sich nicht oder kaum verändert hat, wiederholen wir die vorherige Runde. Wenn sich der SUD-WERT um mindestens 2 verringert hat, gehen wir zur nächsten Runde über:

Dann klopfe ich den Karatepunkt und wiederhole dabei die folgenden Sätze:

Auch wenn diese Erinnerung in mir einen Rest an Emotion erzeugt, liebe und akzeptiere ich mich voll und ganz.

Auch wenn ich beim Gedanken an diesen Unfall diese restliche Emotion/Empfindung habe, liebe ich mich und akzeptiere mich voll und ganz.

Auch wenn ich beim Gedanken an die Erinnerung an diesen Unfall diese restliche Emotion/Empfindung habe, liebe ich mich und akzeptiere mich voll und ganz.

Danach klopfe ich die 13 Punkte:

AB: Augenbrauenpunkt: *Ich empfinde noch einen Rest an Emotion, wenn ich an diesen Unfall denke*

SA: Seitlicher Augenpunkt: *Die Erinnerung an diesen Unfall gibt mir dieses Restgefühl/diese Restempfindung*

JB: Punkt des Jochbeins (unter dem Auge): *Dieses unangenehme Gefühl*

UN: Unter der Nas: *Diese restliche Emotion/Empfindung, wenn ich an den Unfall denke*

KF: Kinnfalte unter dem Mund: *Der Rest der Emotion, die ich empfinde, wenn ich daran denke*

SB: Schlüsselbein: *Wie wär's wenn ich mich von dieser Restemotion befreien würde*

UA: Unter dem Arm: *Die Wahrheit ist, dass das alles der Vergangenheit angehört*

UB: Unter der Brust: *Diese Erinnerung ist wirklich unangenehm für mich*

DA: Daumen Außenkante: *Diese Restemotion, wenn ich daran denke*

ZF: Zeigefingerpunkt: *Ich habe beschlossen, mich von dieser restlichen Emotion/Empfindung zu befreien*

MF: Mittelfingerpunkt: *Die Wahrheit ist, dass ich es jetzt nicht mehr brauche*

KF: Kleiner Fingerpunkt: *Diese unangenehme Erinnerung*

KP: Karatepunkt: *Ich entscheide mich dafür, es hinter mir zu lassen*

Wenn diese Runde beendet ist, bewerten wir unseren SUD-WERT erneut. Wenn er kleiner oder gleich 3 ist, können wir die Sitzung beenden, andernfalls wiederholen wir die vorherige Runde.

Erinnerung, die Schuldgefühle hervorruft

Ich werde mir die unangenehme Erinnerung vorstellen, die in mir Schuldgefühle erzeugt, und der heute noch vorhandenen Emotion einen SUD-Wert geben.

Dann klopfe ich den Karatepunkt und wiederhole dabei folgende Sätze:

Auch wenn diese Erinnerung in mir Schuldgefühle hervorruft, liebe und akzeptiere ich mich voll und ganz.

Auch wenn ich bei dem Gedanken an diese Erinnerung Schuldgefühle habe, liebe und akzeptiere ich mich voll und ganz.

Auch wenn ich, sobald ich an diese Erinnerung denke, viele Schuldgefühle habe, liebe und akzeptiere ich mich voll und ganz.

Dann klopfe ich die 13 Punkte:

AB: Augenbrauenpunkt: *Wenn ich an diese Erinnerung denke, empfinde ich starke Schuldgefühle.*

SA: Seitlicher Augenpunkt: Diese Erinnerung verleiht mir starke Schuldgefühle.

JB: Punkt des Jochbeins (unter dem Auge): *Diese unangenehme Erinnerung*

UN: Unter der Nase: *Diese Schuldgefühle, wenn ich an die Erinnerung denke*

KF: Kinnfalte unter dem Mund: *Diesen Stress, den ich empfinde, wenn ich daran denke*

SB: Schlüsselbein: *An diesen Vorfall zu denken, löst bei mir diese Schuldgefühle aus.*

UA: Unter dem Arm: *Wenn ich an diese für mich unangenehme Erinnerung denke, empfinde ich diese Schuldgefühle*

UB: Unter der Brust: *Ich fühle ärgere mich über mich selbst, wenn ich daran denke*

DA: Daumen Außenkante: *Ich mag wirklich nicht an diese Erinnerung denken*

ZF: Zeigefingerpunkt: *An diese Erinnerung zu denken, löst bei mir diese Schuldgefühle aus*

MF: Mittelfingerpunkt: *Allein wenn ich an diese Erinnerung denke, empfinde ich dieses Schuldgefühl*

KF: Kleiner Fingerpunkt: *Ich mag diese unangenehme Erinnerung wirklich nicht.*

KP: Karatepunkt: *Schon der Gedanke daran lässt mich diese Schuldgefühle empfinden*

Wenn die Runde beendet ist, bewerten wir den SUD-Wert (Subjektive Einheit der Belastung) erneut. Wenn dieser sich nicht oder kaum verändert hat, wiederholen wir die vorherige Runde. Wenn sich der SUD-Wert um mindestens 2 verringert hat, gehen wir zur nächsten Runde über:

Dann klopfe ich den Karatepunkt und wiederhole dabei die folgenden Sätze:

Auch wenn diese Erinnerung in mir einen Rest an Schuldgefühlen erzeugt, liebe und akzeptiere ich mich voll und ganz.

Auch wenn ich beim Gedanken an diese Erinnerung diese restliche Schuldgefühle habe, liebe ich mich und akzeptiere mich voll und ganz.

Auch wenn ich beim Gedanken an die Erinnerung diese restliche Schuldgefühle habe, liebe ich mich und akzeptiere mich voll und ganz.

Danach klopfe ich die 13 Punkte:

AB: Augenbrauenpunkt: *Wenn ich an diese Erinnerung denke, empfinde ich noch einen Rest von Schuldgefühlen.*

SA: Seitlicher Augenpunkt: *Diese Erinnerung verleiht mir noch restliche Schuldgefühle.*

JB: Punkt des Jochbeins (unter dem Auge): *Diese unangenehme Erinnerung*

UN: Unter der Nase: *Diese restlichen Schuldgefühle, wenn ich an die Erinnerung denke*

KF: Kinnfalte unter dem Mund: *Diese restlichen Schuldgefühle, die ich empfinde, wenn ich daran denke*

SB: Schlüsselbein: *Wie wär's wenn ich mich von diesen Schuldgefühlen befreien würde.*

UA: Unter dem Arm: *In Wahrheit habe ich alles getan, was ich konnte*

UB: Unter der Brust: *Diese Erinnerung ist wirklich unangenehm für mich*

DA: Daumen Außenkante: *Ich ärgere mich noch ein wenig über mich selbst, wenn ich daran denke*

ZF: Zeigefingerpunkt: *Ich habe mich entschlossen, mich von diesen Schuldgefühlen zu befreien*

MF: Mittelfingerpunkt: *Die Wahrheit ist, das ich das Gefühl jetzt nicht mehr brauche*

KF: Kleiner Fingerpunkt: *Diese unangenehme Erinnerung*

KP: Karatepunkt: *Ich öffne mich der Möglichkeit mir zu verzeihen*

Wenn diese Runde beendet ist, bewerten wir unseren SUD-Wert erneut. Wenn er kleiner oder gleich 3 ist, können wir die Sitzung beenden, andernfalls wiederholen wir die vorherige Runde.

Erinnerung, die zu Wut führt

Ich werde zuerst einmal stark an das unangenehme Ereignis denken, das in mir Wut erzeugt, und dann der aktuellen Intensität dieser Emotion einen Wert zwischen 0 und 10 geben (SUD)

Dann klopfe ich den Karatepunkt und wiederhole die folgenden Sätze:

Auch wenn mich diese Erinnerung mit Wut erfüllt, liebe und akzeptiere ich mich voll und ganz.

Auch wenn diese Erinnerung mich beim Gedanken daran viel Wut empfinden lässt, liebe und akzeptiere ich mich voll und ganz.

Auch wenn ich beim Gedanken an diese Erinnerung viel Wut empfinde, liebe und akzeptiere ich mich voll und ganz.

Dann klopfe ich die 13 Punkte:

AB: Augenbrauenpunkt: *Wenn ich an diese Erinnerung denke, empfinde ich starke Wut.*

SA: Seitlicher Augenpunkt: Diese Erinnerung verleiht mir starke Wut.

JB: Punkt des Jochbeins (unter dem Auge): *Diese unangenehme Erinnerung*

UN: Unter der Nase: *Diese Wut, wenn ich an die Erinnerung denke*

KF: Kinnfalte unter dem Mund: *Diese Wut, die ich empfinde, wenn ich daran denke*

SB: Schlüsselbein: *An diesen Vorfall zu denken, löst bei mir viel Wut aus.*

UA: Unter dem Arm: *Wenn ich an diese für mich unangenehme Erinnerung denke, bin ich voller Wut*

UB: Unter der Brust: *Ich bin wütend, wenn ich daran denke*

DA: Daumen Außenkante: *Ich mag wirklich nicht an diese Erinnerung denken*

ZF: Zeigefingerpunkt: *An diese Erinnerung zu denken, löst bei mir diese Wut aus*

MF: Mittelfingerpunkt: *Allein wenn ich an diese Erinnerung denke, empfinde ich dieses Schuldgefühl*

KF: Kleiner Fingerpunkt: *Ich mag diese unangenehme Erinnerung wirklich nicht.*

KP: Karatepunkt: *Wenn ich allein daran denke, empfinde ich viel Wut*

Wenn die Runde beendet ist, bewerten wir den SUD-WERT Wert (Subjektive Einheit der Belastung) erneut. Wenn dieser sich nicht oder kaum verändert hat, wiederholen wir die vorherige Runde. Wenn sich der SUD-WERT um mindestens 2 verringert hat, gehen wir zur Wiederholungsrunde über:

Ich klopfe den Karatepunkt und wiederhole die folgenden Sätze:

Auch wenn mich diese Erinnerung noch mit restlicher Wut erfüllt, liebe und akzeptiere ich mich voll und ganz.

Auch wenn beim Gedanken an dieses spezielle Ereignis ich noch ein bisschen wütend bin, liebe und akzeptiere ich mich voll und ganz.

Auch wenn ich beim Gedanken an diese Erinnerung, ich noch einen Rest an Wut empfinde, liebe und akzeptiere ich mich voll und ganz.

Dann klopfe ich die 13 Punkte:

 AB: Augenbrauenpunkt: *Wenn ich an diese Erinnerung denke, empfinde ich einen Rest Wut.*

SA: Seitlicher Augenpunkt: *Diese Erinnerung verleiht mir einen Rest Wut.*

JB: Punkt des Jochbeins (unter dem Auge): *Diese unangenehme Erinnerung*

UN: Unter der Nase: *Diese restliche Wut, wenn ich an die Erinnerung denke*

KF: Kinnfalte unter dem Mund: *Diese restliche Wut, die ich empfinde, wenn ich daran denke*

SB: Schlüsselbein: *Und wenn ich mich von diesem Rest Wut befreien würde*

UA: Unter dem Arm: *Die Wahrheit ist, dass das alles der Vergangenheit angehört*

UB: Unter der Brust: *Diese Erinnerung ist wirklich unangenehm für mich*

DA: Daumen Außenkante: *Beim Gedanken daran, empfinde noch ein wenig Wut*

ZF: Zeigefingerpunkt: *Ich habe beschlossen, mich von diesem Rest Wut zu befreien*

MF: Mittelfingerpunkt: *In Wahrheit brauche ich die Wut jetzt nicht mehr*

KF: Kleiner Fingerpunkt: *Diese unangenehme Erinnerung*

KP: Karatepunkt: *Ich öffne mich der Möglichkeit, zu anderen Dingen überzugehen*

Wenn diese Runde beendet ist, bewerten wir unseren SUD-Wert erneut. Wenn er kleiner oder gleich 3 ist, können wir die Sitzung beenden, andernfalls wiederholen wir die vorherige Runde.

Anhaltender Kloß im Bauch

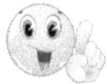 *Jeder anhaltende Schmerz sollte vorher von einem Arzt abgeklärt werden.*

Wir beschäftigen uns mit diesem Schmerz und bewerten in Gedanken zuerst einmal seine Intensität (SUD), d.h. geben dem Bauchkloß einen Wert, wie stark er in uns aktuell ist.

Dann klopfe ich den Karatepunkt und wiederhole dabei die folgenden Sätze:

Auch wenn ich gute Gründe habe, warum ich diesen Kloß im Bauch habe, liebe und akzeptiere ich mich voll und ganz.

Auch wenn ich diesen Bauchkloß schon zu lange habe, liebe und akzeptiere ich mich voll und ganz.

Auch wenn ich einen hartnäckigen Bauchkloß habe, liebe und akzeptiere ich mich voll und ganz.

Dann klopfe ich die 13 Punkte:

AB: Augenbrauenpunkt: *Dieser Kloß im Bauch*

SA: Seitlicher Augenpunkt: *Dieser Kloß im Bauch, den ich fühle.*

JB: Punkt des Jochbeins (unter dem Auge): *Dieser Kloß im Bauch ist wirklich unangenehm*

UN: Unter der Nase: *Ich habe schon zu lange diesen Kloß im Bauch*

KF: Kinnfalte unter dem Mund: *Dieser Kloß im Bauch, der mich jeden Tag stört*

SB: Schlüsselbein: *Es hat einen guten Grund, warum ich diesen Kloß im Bauch habe.*

UA: Unter dem Arm: *Kloß im Bauch*

UB: Unter der Brust: *Dieser Kloß im Bauch, der mich stresst*

DA: Daumen Außenkante: *Ich würde diesen Kloß im Bauch gerne loswerden*

ZF: Zeigefingerpunkt: *Ich akzeptiere diese Nachricht meines Körpers*

MF: Mittelfingerpunkt: *Bewusste oder unbewusste Nachricht*

KF: Kleiner Fingerpunkt: *Dieser Kloß im Bauch.*

KP: Karatepunkt: *Ich fühle schon zu lange diesen Kloß im Bauch*

Wenn die Runde beendet ist, bewerten wir den SUD-WERT Wert (Subjektive Einheit der Belastung) erneut. Wenn dieser sich nicht oder kaum verändert hat, wiederholen wir die vorherige Runde. Wenn sich der SUD-WERT um mindestens 2 verringert hat, gehen wir zur Wiederholungsrunde über:

Ich klopfe den Karatepunkt und wiederhole dabei die folgenden Sätze:

Auch wenn ich noch einen Rest dieses Kloßes im Bauch fühle, liebe und akzeptiere ich mich voll und ganz.

Auch wenn mich dieser Bauchkloß noch ein wenig stört, liebe und akzeptiere ich mich voll und ganz.

Auch wenn ich noch ein wenig diesen Bauchkloß habe, liebe und akzeptiere ich mich voll und ganz.

Dann klopfe ich die 13 Punkte:

AB: Augenbrauenpunkt: *Ich fühle noch einen restlichen Kloß im Bauch*

SA: Seitlicher Augenpunkt: *Dieser restliche Kloß im Bauch*

JB: Punkt des Jochbeins (unter dem Auge): *Dieses Gefühl im Bauch ist noch ein wenig unangenehm*

UN: Unter der Nase: *Ich habe noch ein wenig diesen Kloß im Bauch*

KF: Kinnfalte unter dem Mund: *Dieser restliche Kloß im Bauch*

SB: Schlüsselbein: *Und wenn ich mich von diesem restlichen Kloß im Bauch befreien würde*

UA: Unter dem Arm: *Und wenn ich diesen restlichen Kloß im Bauch nicht mehr bräuchte*

UB: Unter der Brust: *Ich akzeptiere seine bewusste oder unbewusste Nachricht*

DA: Daumen Außenkante: *Ich fühle diesen Kloß im Bauch noch ein wenig*

ZF: Zeigefingerpunkt: *Ich habe beschlossen, mich von diesem restlichen Bauchkloß zu befreien*

MF: Mittelfingerpunkt: *In Wahrheit brauche ich ihn jetzt nicht mehr*

KF: Kleiner Fingerpunkt: *Dieser restliche Kloß im Bauch*

KP: Karatepunkt: *Ich habe beschlossen mich von ihm zu befreien*

Wenn diese Runde beendet ist, bewerten wir unseren SUD-Wert erneut. Wenn er kleiner oder gleich 3 ist, können wir die Sitzung beenden, andernfalls wiederholen wir die vorherige Runde.

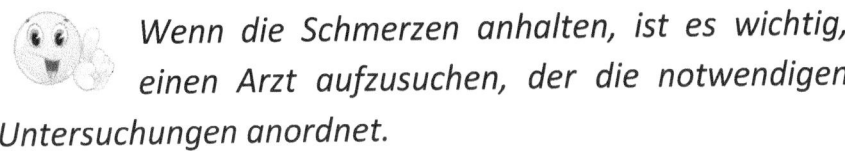 *Wenn die Schmerzen anhalten, ist es wichtig, einen Arzt aufzusuchen, der die notwendigen Untersuchungen anordnet.*

Angst eine Familienkrankheit zu haben

Wir werden stark an das betreffende Thema denken, das in uns Angst erzeugt, und gedanklich die Intensität dieser Emotion in der Gegenwart bewerten (SUD).

Dann klopfe ich den Karatepunkt und wiederhole dabei die folgenden Sätze:

Auch wenn ich große Angst davor habe, diese Krankheit zu bekommen, liebe und akzeptiere ich mich voll und ganz.

Auch wenn mir diese Krankheit sehr viel Angst macht, wenn ich an sie denke, liebe und akzeptiere ich mich voll und ganz.

Auch wenn ich, wenn ich an diese Familienkrankheit denke, viel Angst davor habe, sie zu bekommen, liebe und akzeptiere ich mich voll und ganz.

Dann klopfe ich die 13 Punkte:

AB: **Augenbrauenpunkt:** *Wenn ich an diese Krankheit denke, empfinde ich viel Angst*

SA: Seitlicher Augenpunkt: *Diese potentielle Krankheit erfüllt mich mit Angst*

JB: Punkt des Jochbeins (unter dem Auge): *Diese Krankheit zu erwähnen, macht mir sehr viel Angst*

UN: Unter der Nase: *Diese Angst, die ich empfinde, wenn ich an diese Familienkrankheit denke*

KF: Kinnfalte unter dem Mund: *Dieser Stress, den ich empfinde, wenn ich daran denke*

SB: Schlüsselbein: *Wenn ich an diese Krankheit denke, an der viele Menschen in meiner Familie leiden, erfüllt mich das mit großer Angst.*

UA: Unter dem Arm: *Wenn ich an diese Krankheit denke, die ich haben könnte, bin ich voller Angst*

UB: Unter der Brust: *Ich habe Angst, wenn ich daran denke*

DA: Daumen Außenkante: *Ich mag wirklich nicht an die Möglichkeit dieser Krankheit denken*

ZF: Zeigefingerpunkt: *Der Gedanke an diese mögliche Krankheit löst bei mir große Angst aus*

MF: Mittelfingerpunkt: *Ich muss nur an diese Krankheit in meiner Familie denken, um große Angst zu empfinden*

KF: Kleiner Fingerpunkt: *Ich mag wirklich nicht daran denken*

KP: Karatepunkt: *Allein wenn ich daran denke, empfinde ich sehr viel Angst*

Wenn die Runde beendet ist, bewerten wir den SUD-WERT Wert (Subjektive Einheit der Belastung) erneut. Wenn dieser sich nicht oder kaum verändert hat, wiederholen wir die vorherige Runde. Wenn sich der SUD-WERT um mindestens 2 verringert hat, gehen wir zur folgenden Runde über:

Ich klopfe den Karatepunkt und wiederhole dabei folgende Sätze:

Auch wenn ich noch etwas Angst davor habe, diese Krankheit zu bekommen, liebe und akzeptiere ich mich voll und ganz.

Auch wenn mich der Gedanke an diese Krankheit ein wenig ängstlich macht, liebe und akzeptiere ich mich voll und ganz.

Auch wenn ich, bei dem Gedanken an die Möglichkeit, diese Krankheit auch zu haben, noch etwas Rest Angst verspüre, liebe und akzeptiere ich mich voll und ganz.

Dann klopfe ich die 13 Punkte:

AB: Augenbrauenpunkt: *Ich empfinde noch eine Rest Angst, wenn ich an diese Krankheit denke*

SA: Seitlicher Augenpunkt: *Diese familiäre Krankheit erfüllt mich noch ein wenig mit Angst.*

JB: Punkt des Jochbeins (unter dem Auge): *Diese Rest Angst, die ich empfinde*

UN: Unter der Nase: *Diese Rest Angst, die ich empfinde, wenn ich daran denke, dass ich diese Krankheit auch haben kann*

KF: Kinnfalte unter dem Mund: *Diese Rest Angst, die ich noch empfinde, wenn ich daran denke*

SB: Schlüsselbein: *Und wenn ich mich von dieser Rest Angst befreite*

UA: Unter dem Arm: *Und wenn ich diese Rest Angst nicht mehr bräuchte*

UB: Unter der Brust: *An diese Familien Krankheit zu denken, ist wirklich unangenehm für mich*

DA: Daumen Außenkante: *Ich empfinde noch eine wenig Angst, wenn ich daran denke*

ZF: Zeigefingerpunkt: *Und wenn ich schlussendlich nicht von dieser Krankheit betroffen wäre*

MF: Mittelfingerpunkt: *Ich beschließe mich von dieser Angst zu befreien*

KF: Kleiner Fingerpunkt: *Diese Rest Angst, die ich empfinde, wenn ich daran denke*

KP: Karatepunkt: *Ich öffne mich der Möglichkeit, die Dinge hinter mir zu lassen und von nun an mit Gelassenheit zu leben*

Wenn diese Runde beendet ist, bewerten wir die Intensität unserer Angst erneut. Wenn der Wert kleiner oder gleich 3 ist, können wir die Sitzung beenden, andernfalls wiederholen wir die vorherige Runde.

Erinnerung an Bemerkungen der Eltern verbunden mit Traurigkeit

Es ist möglich, dass wir unangenehme Erinnerungen an abfällige Bemerkungen unserer Eltern haben.

In diesem Fall werden wir eine der markantesten Erinnerungen auswählen, denn bei EFT gilt das Prinzip der Verallgemeinerung, was bedeutet, dass alle ähnlichen Erinnerungen gleichzeitig behandelt werden.

Wir werden uns die Situation erneut vorstellen, die uns traurig macht, und die etwas intensiver ist als die anderen Erinnerungen. Dann bestimmen wir den SUD- Wert in Bezug auf die heute noch vorhandene Emotion.

Dann klopfe ich den Karatepunkt und wiederhole dabei die folgenden Sätze:

Auch wenn mich die Erinnerung an diese unangenehme Bemerkung traurig macht, liebe und akzeptiere ich mich voll und ganz.

Auch wenn diese Erinnerung mich sehr traurig macht, wenn ich daran denke, liebe und akzeptiere ich mich voll und ganz.

Auch wenn ich, wenn ich an die Bemerkung (meiner Mutter/meines Vaters) denke, und dabei Traurigkeit empfinde, liebe und akzeptiere ich mich voll und ganz.

Dann klopfe ich die 13 Punkte:

AB: Augenbrauenpunkt**:** *Wenn ich an diese Erinnerung denke, empfinde ich viel Traurigkeit.*

SA: Seitlicher Augenpunkt: *Diese Erinnerung erfüllt mich mit Traurigkeit.*

JB: Punkt des Jochbeins (unter dem Auge): *Ich bin traurig, wenn ich an diese Bemerkung (meines Vaters, meiner Mutter) denke*

UN: Unter der Nase: *Diese Traurigkeit, die ich empfinde, wenn ich daran denke, was sie/er mir gesagt hat*

KF: Kinnfalte unter dem Mund: *Dieser Stress, den ich empfinde, wenn ich daran denke*

SB: Schlüsselbein: *Wenn ich an diese spezielle Erinnerung denke, empfinde ich viel Traurigkeit.*

UA: Unter dem Arm: *Wenn ich an diesen für mich schmerzlichen Moment denke, bin ich voller Traurigkeit*

UB: Unter der Brust: *Ich bin traurig, wenn ich daran denke*

DA: Daumen Außenkante: *Ich mag wirklich nicht an diese schlechte Erinnerung denken*

ZF: Zeigefingerpunkt: *Der Gedanke an diese unangenehme Bemerkung löst bei mir große Traurigkeit aus.*

MF: Mittelfingerpunkt: *Allein bei dem Gedanken an diese Erinnerung empfinde ich große Traurigkeit.*

KF: Kleiner Fingerpunkt: *Mein Vater/meine Mutter waren sehr hart mit mir.*

KP: Karatepunkt: *Allein wenn ich daran denke, empfinde ich eine tiefe Traurigkeit.*

Wenn die Runde beendet ist, bewerten wir die SUD-Wert (Subjektive Einheit der Belastung) erneut. Wenn dieser sich nicht oder kaum verändert hat, wiederholen wir die vorherige Runde. Wenn sich der SUD-Wert um mindestens 2 verringert hat, gehen wir zur folgenden Runde über:

Ich klopfe den Karatepunkt und wiederhole dabei die folgenden Sätze:

Auch wenn ich bei dieser Erinnerung noch eine restliche Traurigkeit empfinde, liebe und akzeptiere ich mich voll und ganz.

Auch wenn ich noch ein wenig traurig bin, wenn ich an dieses Erlebnis denke, liebe und akzeptiere ich mich voll und ganz.

Auch wenn ich, beim Gedanken an die Bemerkung (meiner Mutter/meines Vaters) noch ein wenig Traurigkeit empfinde, liebe und akzeptiere ich mich voll und ganz.

Dann klopfe ich die 13 Punkte:

AB: Augenbrauenpunkt: *Ich fühle mich noch ein wenig traurig, wenn ich an diese Erinnerung denke.*

SA: Seitlicher Augenpunkt: *Diese Erinnerung erfüllt mich mit einer Rest Traurigkeit.*

JB: Punkt des Jochbeins (unter dem Auge): *Meine Mutter/mein Vater warenbei dieser Gelegenheit sehr hart mit mir*

UN: Unter der Nase: *Diese restliche Traurigkeit, wenn ich daran denke*

KF: Kinnfalte unter dem Mund: *Das hatte ich nicht verdient*

SB: Schlüsselbein: *Und wenn ich mich von dieser restlichen Traurigkeit befreien würde*

UA: Unter dem Arm: *In Wahrheit gehört das alles der Vergangenheit an*

UB: Unter der Brust: *Ich bin noch ein wenig traurig, wenn ich daran denke*

DA: Daumen Außenkante: *Wie wäre es, wenn ich nach vorne blicke*

ZF: Zeigefingerpunkt: *Ich habe beschlossen mich von dieser restlichen Traurigkeit zu befreien*

MF: Mittelfingerpunkt: *In Wahrheit bin nicht ich das Problem*

KF: Kleiner Fingerpunkt: *Diese unangenehme Erinnerung*

KP: Karatepunkt: *Ich öffne mich für die Möglichkeit, endgültig das alles hinter mir zu lassen und im Leben voranzukommen*

Wenn diese Runde beendet ist, bewerten wir die Intensität unseres Gefühls erneut. Wenn der Wert kleiner oder gleich 3 ist, können wir die Sitzung beenden, andernfalls wiederholen wir die vorherige Runde.

Angst vor einer medizinischen Untersuchung mit Beklemmungsgefühl

Wir werden stark an das betreffende Thema denken, das ein Beklemmungsgefühl in der Brust erzeugt und gedanklich die Intensität dieser körperlichen Empfindung in der Gegenwart bewerten (SUD).

Dann klopfe ich den Karatepunkt und wiederhole dabei die folgenden Sätze:

Auch wenn mich der Gedanke an diese medizinische Untersuchung beklemmt, liebe und akzeptiere ich mich voll und ganz.

Auch wenn ich ein starkes Beklemmungsgefühl spüre, wenn ich an die Untersuchung denke, liebe und akzeptiere ich mich voll und ganz.

Auch wenn ich, beim Gedanken an diese zukünftige Untersuchung, ein starkes Beklemmungsgefühl in der Brust verspüre, liebe und akzeptiere ich mich voll und ganz.

Dann klopfe ich die 13 Punkte:

AB: Augenbrauenpunkt**:** *Wenn ich an diese Untersuchung denke, empfinde ich ein starke Beklemmung*

SA: Seitlicher Augenpunkt: *Dieses Druck- und Engegefühl, das ich spüre, wenn ich daran denke*

JB: Punkt des Jochbeins (unter dem Auge): *Allein daran zu denken, beklemmt mich stark im Bereich meiner Brust*

UN: Unter der Nase: *Diese Beklemmung, die ich empfinde, wenn ich daran denke*

KF: Kinnfalte unter dem Mund: *Die Untersuchung rückt immer näher und ich fühle mich beklemmt*

SB: Schlüsselbein: *Ich denke, dass die Untersuchung schlecht verlaufen wird, und das bedrückt mich*

UA: Unter dem Arm: *Wenn ich an diese medizinische Untersuchung denke, bin ich fürchterlich bedrückt*

UB: Unter der Brust: *Dieses Druck und Engegefühl in der Brust, das ich spüre*

DA: Daumen Außenkante: *Ich mag wirklich nicht an diese zukünftige Untersuchung denken*

ZF: Zeigefingerpunkt: *Der Gedanke an diese Untersuchung beklemmt und stresst mich*

MF: Mittelfingerpunkt: *Ich muss nur an diese zukünftige medizinische Untersuchung denken, um große Beklemmung zu empfinden*

KF: Kleiner Fingerpunkt: *Ich mag diese Untersuchung wirklich nicht, die ich machen lassen muss*

KP: Karatepunkt: *Allein wenn ich daran denke, empfinde ich ein starkes Beklemmungsgefühl im Oberkörper*

Wenn die Runde beendet ist, bewerten wir den SUD-WERT Wert (Subjektive Einheit der Belastung) erneut. Wenn dieser sich nicht oder kaum verändert hat, wiederholen wir die vorherige Runde. Wenn sich der SUD-WERT um mindestens 2 verringert hat, gehen wir zur folgenden Runde über:

Ich klopfe den Karatepunkt und wiederhole dabei die folgenden Sätze:

Auch wenn der Gedanke an diese Prüfung einen Rest von Beklemmung in mir auslöst, liebe und akzeptiere ich mich voll und ganz

Auch wenn ich beim Gedanken an die bevorstehende Untersuchung noch ein wenig bedrückt bin, liebe und akzeptiere ich mich voll und ganz.

Auch wenn ich beim Gedanken an die bevorstehende medizinische Untersuchung immer noch einen Restdruck in meiner Brust spüre, liebe und akzeptiere ich mich voll und ganz.

Dann klopfe ich die 13 Punkte:

AB: Augenbrauenpunkt: *Ich empfinde ich noch eine restliche Beklemmung, wenn ich daran denke, was mich erwartet.*

SA: Seitlicher Augenpunkt: *Ich habe noch immer ein bedrückendes Gefühl, wenn ich an die Untersuchung denke.*

JB: Punkt des Jochbeins (unter dem Auge): *Diese Untersuchung stresst mich noch ein wenig*

UN: Unter der Nase: *Dieser Rest von Beklemmung, wenn ich daran denke*

KF: Kinnfalte unter dem Mund: *Dieser Rest von Beklemmung in meiner Brust, den ich noch spüre, wenn ich daran denke*

SB: Schlüsselbein: *Wie wäre es, wenn ich mich von diesem Rest der Beklemmung befreie*

UA: Unter dem Arm: *Und wenn es am Ende doch besser läuft, als ich es mir vorstelle*

UB: Unter der Brust: *Der Gedanke an diese Untersuchung ist für mich wirklich unangenehm*

DA: Daumen Außenkante: *Ich spüre noch immer ein leichtes Engegefühl in der Brust, wenn ich daran denke*

ZF: Zeigefingerpunkt: *Ich entscheide mich dafür, mich von diesem restlichen Beklemmungsgefühl zu befreien*

MF: Mittelfingerpunkt: *Ich entscheide mich dafür, mich während dieser medizinischen Untersuchung gelassen zu fühlen*

KF: Kleiner Fingerpunkt: *Diese medizinische Untersuchung*

KP: Karatepunkt: *Ich öffne mich der Möglichkeit, dass es viel besser läuft, als ich es mir vorstelle*

Wenn diese Runde beendet ist, bewerten wir die Intensität unseres Beklemmungsgefühls erneut. Wenn der Wert kleiner oder gleich 3 ist, können wir die Sitzung beenden, andernfalls wiederholen wir die vorherige Runde.

ZWANGS- UND TIC-STÖRUNGEN

"Obsession ist eine negative Leidenschaft." Paul Carvel

Zwangsstörungen

Zwangsstörungen (OCDs) sind psychische Störungen, die Millionen von Menschen weltweit betreffen. Wenngleich sie in der Gesellschaft oft missverstanden oder karikiert werden, haben diese Störungen weitreichende Folgen für das tägliche Leben der Betroffenen.

Zwangsstörungen verstehen

Zwangsstörungen sind durch wiederkehrende Zwangsgedanken und Zwangshandlungen gekennzeichnet. Zwangsgedanken sind unwillkürliche und aufdringliche Gedanken, Bilder oder Impulse, die Angst auslösen, während Zwangshandlungen sich wiederholende Verhaltensweisen sind, die die Person als Reaktion auf diese Zwangsgedanken ausführt, um die Angst zu verringern oder einen (oft imaginären) Schaden zu verhindern.

Es gibt eine Vielzahl von Zwangsstörungen, von der Angst vor Viren oder Keimen bis hin zum Zwang, alles symmetrisch zu ordnen. Diese Erscheinungen können sehr beeinträchtigend sein und die täglichen Aktivitäten, zwischenmenschliche Beziehungen und die allgemeine Lebensqualität beeinträchtigen.

Die Ursachen von Zwangsstörungen

Zwangsstörungen sind das Ergebnis einer komplexen Kombination aus genetischen, neurobiologischen, umweltbedingten und psychologischen Faktoren. Studien haben gezeigt, dass es eine genetische Veranlagung für Zwangsstörungen gibt, dass aber auch die Umwelt und das individuelle Erleben eine wichtige Rolle bei ihrer Entstehung spielen.

Chemische Dysbalancen im Gehirn, insbesondere in Bezug auf Neurotransmitter wie Serotonin, werden ebenfalls mit Zwangsstörungen in Verbindung gebracht. Darüber hinaus können stressige oder traumatische Ereignisse die Symptome bei manchen Menschen auslösen oder verschlimmern.

Die Diagnose und die Behandlung

Die Diagnose von Zwangsstörungen basiert meistens auf einer gründlichen klinischen Untersuchung, bei der die Symptome und ihre Auswirkungen auf das tägliche Leben der Person analysiert werden. Die Diagnosekriterien des « Diagnostic and Statistical Manual of Mental Disorders

(DSM-5)» werden von psychologischen Fachkräften üblicherweise zur Identifizierung von Zwangsstörungen herangezogen.

In Bezug auf die Behandlung wird häufig ein multidisziplinärer Ansatz empfohlen. Dies kann eine Kombination aus Psychotherapie, meist in Form einer kognitiven Verhaltenstherapie (kurz KVT), und Medikamenten, wie beispielsweise selektive Serotonin-Wiederaufnahmehemmer, kurz SSRI, umfassen. Die KVT soll den Menschen helfen, ihre zwanghaften Denkmuster und Verhaltensweisen zu erkennen und zu verändern, während Medikamente helfen können, Angst und Zwänge zu reduzieren.

Selbstverständlich nimmt die EFT Praxis eine entscheidende Rolle ein, um den Patienten bei dieser Problematik zu begleiten.

Mit Zwangsstörungen leben

Zu lernen, mit Zwangsstörungen zu leben, kann für die Betroffenen eine ständige Herausforderung sein. Neben der professionellen Behandlung spielt die soziale und familiäre Unterstützung eine entscheidende Rolle bei der Bewältigung von Zwangsstörungen. Familienmitglieder über das Wesen von Zwangsstörungen aufzuklären und darüber, wie sie ihre Angehörigen unterstützen können, kann dazu beitragen, ein förderliches Umfeld zu schaffen.

Darüber hinaus finden viele Menschen mit Zwangsstörungen Mut und Unterstützung in Selbsthilfegruppen oder Online-Foren, wo sie ihre Erfahrungen und Bewältigungsstrategien mit anderen Menschen in ähnlichen Situationen austauschen können.

Zusammenfassend lässt sich sagen, dass es sich bei Zwangsstörungen um ernsthafte psychische Störungen handelt, die angemessene Aufmerksamkeit und Unterstützung benötigen. Wenn wir Zwangsstörungen, ihre Ursachen und Behandlungsmöglichkeiten besser verstehen, können wir dazu beitragen, die Stigmatisierung zu verringern und die Lebensqualität der Betroffenen zu verbessern. Mit einer Kombination aus professioneller Behandlung, sozialer Unterstützung und persönlichen Bewältigungsstrategien ist es möglich, trotz der Schwierigkeiten, die eine Zwangsstörung mit sich bringt, ein erfülltes Leben zu führen.

Wir werden im Folgenden untersuchen, wie wir EFT bei der Bekämpfung von Zwangsstörungen hilfreich einsetzen können.

EFT-Protokoll für Zwangsstörungen

Wir werden stark an das Problem denken, das uns täglich quält. Im Falle, dass Schuldgefühle vorherrschen, wenn wir an das Thema denken, bewerten wir in Gedanken den SUD-WERT in Bezug auf diese Schuldgefühle, die es uns in der Gegenwart bereitet.

Dann klopfe ich den Karatepunkt und wiederhole dabei die folgenden Sätze:

Auch wenn ich wegen meiner Zwangsstörung viele Schuldgefühle habe, liebe und akzeptiere ich mich voll und ganz.

Auch wenn ich mich über mich selbst sehr ärgere, dass ich jeden Tag so reagiere, liebe und akzeptiere ich mich voll und ganz.

Auch wenn ich wütend auf mich selbst bin, weil ich diese Zwangsstörung habe, liebe und akzeptiere ich mich voll und ganz.

Dann klopfe ich die 13 Punkte:

AB: Augenbrauenpunkt: *Diese Zwangsstörung, die mich jeden Tag stört*

SA: Seitlicher Augenpunkt: *Diese Zwangsstörung die mir diese Schuldgefühle gibt*

JB: Punkt des Jochbeins (unter dem Auge): *Wenn ich allein daran denke fühle ich mich schuldig*

UN: Unter der Nase: *Die Schuldgefühle sind ein Albtraum für mich*

KF: Kinnfalte unter dem Mund: *Ich würde mich gerne von dieser Zwangsstörung befreien*

SB: Schlüsselbein: *Diese Zwangsstörung, die meinen Alltag vereinnahmt*

UA: Unter dem Arm: *Mein Leben ist ein Albtraum mit dieser Zwangsstörung*

UB: Unter der Brust: *Ich mache mir große Vorwürfe, dass ich dieser Zwangsstörung nicht widerstehen kann*

DA: Daumen Außenkante: *Dieses Schuldgefühl, wenn ich daran denke*

ZF: Zeigefingerpunkt: *Der Gedanke an diese Zwangsstörung macht mich wütend auf mich selbst*

MF: Mittelfingerpunkt: *Ich kann diesem Zwang nicht wiederstehen*

KF: Kleiner Fingerpunkt: *Diese Obsession ist stärker als ich*

KP: Karatepunkt: *Allein wenn ich daran denke, empfinde ich ein starkes Schuldgefühl*

Wenn die Runde beendet ist, bewerten wir den SUD-Wert (Subjektive Einheit der Belastung) erneut. Wenn dieser sich nicht oder kaum verändert hat, wiederholen wir die vorherige Runde. Wenn sich der SUD-Wert um mindestens 2 verringert hat, gehen wir zu der folgenden Runde über:

Ich klopfe den Karatepunkt und wiederhole dabei die folgenden Sätze:

Auch wenn ich mich wegen meiner Zwangsstörung noch immer ein wenig schuldig fühle, liebe und akzeptiere ich mich voll und ganz.

Auch wenn ich mich über mich selbst noch ein wenig ärgere, wenn ich an meine Zwangsstörung denke, liebe und akzeptiere ich mich voll und ganz.

Auch wenn ich mich noch ein bisschen schuldig fühle bin, meiner Zwangsstörung nicht zu widerstehen, liebe und akzeptiere ich mich voll und ganz.

Dann klopfe ich die 13 Punkte:

AB: Augenbrauenpunkt: *Ich habe immer noch einen Rest von Schuldgefühlen, wenn ich an meine Zwangsstörung denke.*

SA: Seitlicher Augenpunkt: *An diese Störung zu denken, stresst mich noch ein wenig*

JB: Punkt des Jochbeins (unter dem Auge): *Ich habe noch einen Rest von Schuldgefühlen, dass ich dieser Zwangsstörung nicht widerstehen kann*

UN: Unter der Nase: *Dieser Rest von Schuldgefühlen, wenn ich daran denke*

KF: Kinnfalte unter dem Mund: *Ich mache mir noch immer ein wenig Vorwürfe, wenn ich an meine Zwangsstörung und ihre Auswirkungen auf mein tägliches Leben denke.*

SB: Schlüsselbein: *Wie wäre es, wenn ich mich von diesem Rest Schuldgefühl befreien würde*

UA: Unter dem Arm: *Wie wäre es, wenn ich mich von dieser Zwangsstörung befreien würde*

UB: Unter der Brust: *Und wenn ich sie nicht mehr bräuchte*

DA: Daumen Außenkante: *Dieses restliche Schuldgefühl, wenn ich daran denke*

ZF: Zeigefingerpunkt: *Ich entscheide, mich von diesem Rest Schuldgefühl zu befreien*

MF: Mittelfingerpunkt: *Ich erlaube mir, mich von dieser Zwangsstörung zu befreien*

KF: Kleiner Fingerpunkt: *In Wahrheit brauche ich dies nicht mehr*

KP: Karatepunkt: *Ich öffne mich der Möglichkeit, ein neues Leben frei von dieser Zwangsstörung zu führen.*

Wenn diese Runde beendet ist, bewerten wir die Intensität unseres Beklemmungsgefühls erneut. Wenn der Wert kleiner oder gleich 3 ist, können wir die Sitzung beenden, andernfalls wiederholen wir die vorherige Runde.

Nach der Durchführung dieses Vorprotokolls, werden wir uns vornehmen, eine 13-Punkte-Klopfrunde durchzuführen (ohne zu sprechen), sobald der Zwang auftaucht, und dies so lange zu wiederholen, bis unser Stress stark abnimmt und wir dem Zwang widerstehen können.

Beispiel für eine Zwangsstörung

Ich muss meine Vorhänge immer gerade ziehen, bevor ich das Haus verlasse, und ich verbringe jeden Tag fast eine Stunde damit, da es einfach nie in Ordnung ist.

Ich werde also zuerst meine Vorhänge so gut ich kann zuziehen. Dann werde ich spüren, wie der Zwang kommt, der mich stresst und mich dazu bringt, die Vorhänge zu richten, damit sie besser aussehen.

Da es sich bei der Zwangsstörung um ein Störprogramm handelt, das sich im Gehirn in Gang setzt, muss es unbedingt behoben werden.

In diesem Fall werden wir die Vorhänge betrachten und mehrere Runden klopfen (etwa sieben Mal pro Punkt), ohne zu sprechen, und die Runde wiederholen, bis mein Stress nachlässt und ich den Gedanken akzeptieren kann, meine Vorhänge so zu lassen und nach draußen zu gehen.

Diese Methode wird mir helfen, meinen Stress relativ schnell abzubauen und folglich wird auch die Stärke des Zwangs abnehmen.

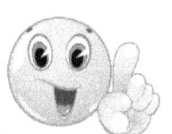 *Zögern Sie nicht, medizinische Hilfe in Anspruch zu nehmen, wenn unsere Zwangsstörungen zu heftig und zu hartnäckig sind. Psychiater, die auf CBT (Verhaltens- und kognitive Therapien) spezialisiert sind, können bei dieser Problematik wertvolle Hilfe leisten*

Tic-Störungen

Tic- Störungen oder auch ICTs (Involuntary Convulsive Disorders) sind meist kurze und plötzliche Bewegungen oder Lautäußerungen, die regelmäßig auftreten. In vielen Fällen geht die Erkrankung mit Ängsten und Zwängen einher.

Tic-Störungen können einfach (Schniefen, Augenzwinkern, Hüsteln, Knacken mit den Fingern, ...) oder komplex sein und bis hin zu Selbstverletzungen reichen.

Ein Merkmal der Tic-Störungen ist ihre Suggestibilität und ihre mögliche Unterdrückung durch Willenskraft. Meist können die Patienten sie über kürzere oder längere Zeiträume hinweg kontrollieren.

EFT ermöglicht eine interessante und ermutigende Antwort auf diese Problematik.

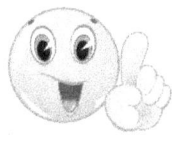
Da es sich bei TICs um unwillkürliche und automatische Bewegungen oder Lautäußerungen handelt, kann es komplizierter sein, sie mit EFT loszuwerden, aber das untenstehende Protokoll hat ermutigende Ergebnisse gezeigt.

EFT Protokoll für Tic-Störungen

Wir werden stark an das Problem denken, unter dem wir täglich leiden. Wir stellen uns vor, dass Scham vorherrscht, wenn wir an dieses Thema denken, und geben der Stärke dieser Scham-Emotion in der Gegenwart einen Wert.

Dann klopfe ich den Karatepunkt und wiederhole dabei die folgenden Sätze:

Auch wenn ich viel Scham in Bezug auf meine Tic-Störung empfinde, liebe und akzeptiere ich mich voll und ganz.

Auch wenn ich mich für die Folgen dieser Tic-Störungen sehr schäme, liebe und akzeptiere ich mich voll und ganz.

Auch wenn ich mich wirklich schäme, diesen Tic zu haben, liebe und akzeptiere ich mich voll und ganz.

Dann klopfe ich die 13 Punkte:

AB: Augenbrauenpunkt: *Dieser Tic der mich täglich stört*

SA: Seitlicher Augenpunkt: *Dieser Tic, für den ich mich schäme*

JB: Punkt des Jochbeins (unter dem Auge): *Allein daran zu denken, fühle ich mich beschämt, da dies Folgen hat*

UN: Unter der Nase: *Diese Tic-Störung ist eine Albtraum für mich*

KF: Kinnfalte unter dem Mund: *Ich würde diese TIC wirklich gerne dauerhaft loswerden*

SB: Schlüsselbein: *Diese Tic-Störung, die mein alltägliches Leben*

UA: Unter dem Arm: *Ich kann nicht gegen die Tic-Störung ankämpfen*

UB: Unter der Brust: *Ich schäme mich wirklich, dass ich dieser Tic-Störung nicht widerstehen kann*

DA: Daumen Außenkante: *Dieses Schamgefühl, wenn ich daran denke*

ZF: Zeigefingerpunkt: *An diese TIC und ihre Folgen zu denken, beschämt mich*

MF: Mittelfingerpunkt: *Ich schaffe es nicht, gegen diese Störung anzukämpfen*

KF: Kleiner Fingerpunkt: *Das ist wirklich stärker als ich*

KP: Karatepunkt: *Allein wenn ich daran denke, empfinde ich ein starkes Schamgefühl*

Wenn die Runde beendet ist, bewerten wir den SUD-Wert (Subjektive Einheit der Belastung) erneut. Wenn dieser sich nicht oder kaum verändert hat, wiederholen wir die vorherige Runde. Wenn sich der SUD-Wert um mindestens 2 verringert hat, gehen wir zur folgenden Runde über:

Ich klopfe den Karatepunkt und wiederhole dabei die folgenden Sätze:

Auch wenn ich noch ein wenig Scham in Bezug auf meine Tic-Störung empfinde, liebe und akzeptiere ich mich voll und ganz.

Auch wenn ich mich noch ein wenig schäme, wenn ich an meine Tic-Störung denke, liebe und akzeptiere ich mich voll und ganz.

Auch wenn ich mich noch ein wenig schäme, meiner Tic-Störung nicht zu widerstehen, liebe und akzeptiere ich mich voll und ganz.

Dann klopfe ich die 13 Punkte:

AB: Augenbrauenpunkt: *Ich schäme mich noch ein wenig, wenn ich an meinen Tic denke*

SA: Seitlicher Augenpunkt: *Diesen Tic zu erwähnen stresst mich noch ein wenig*

JB: Punkt des Jochbeins (unter dem Auge): *Ich habe einen Rest von Schamgefühl, da ich meinem Tic nicht widerstehen kann.*

UN: Unter der Nase: *Dieser Rest von Scham, wenn ich daran denke*

KF: Kinnfalte unter dem Mund: *Ich schäme mich noch ein wenig, wenn ich an meinen Tic denke und an seine Konsequenzen für mein alltägliches Leben.*

SB: Schlüsselbein: *Wie wäre es, wenn ich mich von diesem Rest von Schamgefühl befreien würde*

UA: Unter dem Arm: *Und wenn ich mich von diesem TIC befreite*

UB: Unter der Brust: *Und wenn ich es jetzt nicht mehr brauchen würde*

DA: Daumen Außenkante: *Dieses restliche Schamgefühl, wenn ich daran denke*

ZF: Zeigefingerpunkt: *An diesen TIC und ihre Folgen zu denken, beschämt mich*

MF: Mittelfingerpunkt: *Ich entscheide mich von diesem Tic zu befreien*

KF: Kleiner Fingerpunkt: *In Wirklichkeit brauche ich das jetzt nicht mehr*

KP: Karatepunkt: *Ich öffne mich für die Möglichkeit, ein neues Leben zu führen, das von diesem TIC befreit ist.*

Wenn diese Runde beendet ist, bewerten wir die Intensität unseres Beklemmungsgefühls erneut. Wenn der Wert kleiner oder gleich 3 ist, können wir die Sitzung beenden, andernfalls wiederholen wir die vorherige Runde.

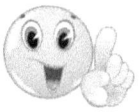

Wie bei Zwangsstörungen sollten Sie nicht zögern, einen Therapeuten aufzusuchen, wenn die ICTs zu heftig oder zu widerstandsfähig sind.

ERFAHRUNGSBERICHTE

" Als Zeugenaussage reicht eine einzige Stimme nicht aus." Antoine Loysel

Im Folgenden finden Sie einige Beispiele für Erfahrungsberichte von Patienten, die EFT bei ihren persönlichen Problemen eingesetzt haben.

Emma, 38 Jahre

Emma litt seit Jahren unter Angstzuständen und regelmäßigen Panikattacken. Nachdem sie verschiedene Methoden erfolglos ausprobiert hatte, begann sie, EFT zu praktizieren. Sie stellte fest, dass das Klopfen von Akupunkturpunkten ihr in stressigen Zeiten half, sich ruhiger zu fühlen und ihre Angstwerte zu senken. Nach einigen Wochen regelmäßiger Praxis bemerkte Emma einen deutlichen Rückgang ihrer Symptome, was ihr half, den Stress im Alltag besser zu bewältigen. Als sie sich besser fühlte, begann sie, an ihren unangenehmen Erinnerungen zu arbeiten, die auf ihren emotionalen Zustand wirkten. Nach kurzer Zeit fühlte sie sich immer besser.

Lucas, 45 Jahre

Lucas hatte einen traumatischen Autounfall erlebt, der bei ihm erhebliche emotionale Wunden hinterlassen hat. Trotz jahrelanger traditioneller Therapie durchlebte er das Ereignis immer wieder in seinen Albträumen und fühlte sich beim Autofahren stark gestresst. Nachdem er EFT kennengelernt hatte, arbeitete Lucas mit einem Praktiker an der Behandlung seiner mit dem Unfall verbundenen Emotionen, indem er Akupunkturpunkte klopfte und sich dabei auf das traumatische Ereignis konzentrierte. Schon bald spürte er eine Linderung seiner Symptome und konnte schließlich wieder Auto fahren, ohne in Panik zu geraten.

Sarah, 50 Jahre

Sarah litt aufgrund einer Autoimmunerkrankung an chronischen Schmerzen. Da sie die Nebenwirkungen von Medikamenten leid war und nach Alternativen suchte, interessierte sie sich für die EFT. Durch regelmäßiges Klopfen der EFT-Punkte, während sie sich auf ihre schmerzhaften Empfindungen konzentrierte, bemerkte Sarah eine Linderung ihrer Schmerzen. Zwar verschwanden ihre Schmerzen nicht vollständig, doch EFT bot ihr eine wirksame Technik, um mit ihren Schmerzen besser umzugehen und ihre Lebensqualität zu verbessern.

Thomas, 28 Jahre

Thomas, ist ein begeisterter Amateursportler und Läufer. Trotz seines harten Trainings wurde er während der

Wettkämpfe oft von selbstabwertenden Gedanken und Zweifeln an seinen Fähigkeiten gebremst. Nachdem er EFT in seine Trainingsroutine eingebaut und vor allem seine Erinnerung an eine demütigende Situation bearbeitet hatte, stellte Thomas eine Steigerung seines Selbstvertrauens und eine Verbesserung seiner Leistung fest. Mit EFT konnte er seine Blockaden lösen, die ihn daran hinderten, sein volles athletisches Potenzial zu erreichen.

Patrick, 33 Jahre

Patrick ist ein Militärveteran, der nach seinem Dienst in der Kampfzone an einer posttraumatischen Belastungsstörung litt. Albträume, Flashbacks und Hypervigilanz beeinträchtigten sein tägliches Leben und seine Beziehungen stark. Nachdem er verschiedene Therapien erfolglos ausprobiert hatte, begann er mit EFT bei einem Therapeuten, der auf die Behandlung von posttraumatischen Belastungsstörungen spezialisiert war. In nur wenigen Sitzungen verspürte Patrick allmählich eine Linderung seiner Symptome und konnte ein Gefühl der Kontrolle über sein Leben zurückgewinnen.

Sacha 29 Jahre

Sascha kämpfte seit Jahren gegen seine zwanghafte Lust auf ungesundes Essen, was sich negativ auf seine Gesundheit und sein Gewicht auswirkte. Nachdem er mit EFT begonnen hatte, und die Akupunkturpunkte zum Zeitpunkt der Essanfälle klopfte, bemerkte Sacha, dass die

Essanfälle deutlich zurückgingen. EFT half ihm auch, bestimmte zugrunde liegende Emotionen, die sein zwanghaftes Verhalten auslösten, zu identifizieren und freizusetzen, was ihm eine neue Freiheit in seiner Beziehung zum Essen ermöglichte.

Marc 62 Jahre

Marc litt seit Jahren an Schlaflosigkeit, die seine psychische und körperliche Gesundheit beeinträchtigte. Nachdem er verschiedene Behandlungen ohne großen Erfolg ausprobiert hatte, entschied er sich, EFT auszuprobieren. Während der Sitzungen erkannte Marc, dass seine Schlafprobleme mit einem traumatischen Ereignis zusammenhingen, das ihm in der Nacht widerfahren war. Marc arbeitete an dieser schwierigen Erinnerung, indem er sie emotional neutralisierte, und stellte eine deutliche Verbesserung der Qualität und Dauer seines Schlafs fest. Mit EFT konnte er die psychischen und emotionalen Spannungen, die ihn am Einschlafen hinderten, lösen und so erholsamere Nächte erleben.

Jessica, 49 Jahre

Bei Jessica wurde vor einigen Jahren Fibromyalgie diagnostiziert. Sie litt unter chronischen Schmerzen und starker Müdigkeit, was bei dieser Erkrankung typisch ist. Nachdem sie von den Vorteilen von EFT gehört hatte, beschloss sie, es auszuprobieren. Sie erkannte, dass sie sich in einer Phase befand, in der sie ihren eigenen Körper sabotierte, weil dieser viele Traumata tief in ihrem Inneren gespeichert hatte. Daher bearbeitete sie diese traumatischen Erinnerungen schrittweise. Jessica bemerkte, dass die Intensität ihrer Schmerzen nachließ und sich ihr Energielevel verbesserte. EFT bot ihr einen effektiven Weg, mit ihrem Zustand umzugehen und ihre Lebensqualität zu verbessern.

Enzo, 27 Jahre

Enzo hatte schlimme Erinnerungen an seine Kindheit, die von seelischem Missbrauch geprägt war. Diese Traumata hatten erhebliche Auswirkungen auf sein Erwachsenenleben und beeinträchtigten seine Beziehungen und seine psychische Gesundheit. Nachdem er mit EFT begonnen hatte, seine traumatischen Erinnerungen erforschte und beim Klopfen passende Sätze wählte, konnte Enzo unterdrückte Emotionen und einschränkende Glaubenssätze, die mit seiner Vergangenheit verbunden waren, loslassen. EFT bot ihm einen kraftvollen Weg, seine seelischen Wunden zu heilen und sich selbst wieder aufzubauen.

Cassandra, 17 Jahr

Cassandra hatte schon immer Angst vor Spritzen und litt unter einer Spritzen Phobie. Sie wusste, dass sie eine medizinische Untersuchung hatte, bei der Blut abgenommen werden musste. Wenn Cassandra nur an die bevorstehende Untersuchung dachte, bekam sie sofort eine

Panikattacke. Auf Anraten von Freunden suchte sie einen EFT-Praktiker auf. In nur einer Sitzung fand er den Ursprung ihrer Phobie heraus, und entschärfte sie. Cassandra war überrascht, dass sie die Untersuchung mit einer berechtigten Angst, aber ohne ihre Panikattacken durchführen konnte.

KLINISCHE STUDIEN

" Kein noch so großer Beweis wird einen Idioten jemals überzeugen." Mark Twain

Die Wirksamkeit von EFT (Emotional Freedom Technique) in verschiedenen klinischen Kontexten wurde in mehreren Forschungsarbeiten untersucht. Hier sind einige Beispiele für Ergebnisse in verschiedenen Bereichen:

Angst und Stress:

Studien haben gezeigt, dass EFT das Angst- und Stressniveau senken kann. Beispielsweise zeigte eine 2016 im "Journal of Nervous and Mental Disease" "veröffentlichte Studie, dass EFT bei Krankenschwestern, die in der Palliativmedizin tätig sind, wirksam Angst reduzieren konnte.

Posttraumatische Belastungsstörung (PTSD):

Mehrere Studien haben die Wirksamkeit von EFT bei der Behandlung von PTSD untersucht und vielversprechende Ergebnisse gezeigt. Beispielsweise zeigte eine 2007 im

"Journal of Nervous and Mental Disease" veröffentlichte Studie, dass EFT die Symptome von PTSD bei Kriegsveteranen signifikant reduzierte.

Depressionen

Obwohl sie weniger erforscht ist als andere Störungen, gibt es vorläufige Beweise, die darauf hindeuten, dass EFT bei Depressionen von Nutzen sein könnte. Studien haben signifikante Reduktionen der depressiven Symptome bei Teilnehmern gezeigt, nachdem sie EFT-Behandlungen erhalten hatten.

Chronische Schmerzen

In der Forschung wurde die Wirkung von EFT bei der Bewältigung chronischer Schmerzen untersucht, mit gemischten, aber oft positiven Ergebnissen. Einige Studien zeigten signifikante Schmerzreduktionen bei den Teilnehmern, nachdem sie EFT angewendet hatten.

Eine sehr interessante klinische Studie untersuchte die Wirkung von EFT auf die Gehirnaktivierung bei Menschen mit chronischen Schmerzen mithilfe der funktionellen Magnetresonanztomographie (fMRT). Vierundzwanzig Erwachsene wurden einer sechswöchigen EFT-Gruppen-Online-Behandlung zugewiesen und vor und nach dem Klopfen einer fMRT unterzogen. Gekoppelt mit psychologischen Messungen unterstützen die Ergebnisse die Wirkung der EFT-Intervention auf die Reduzierung chronischer Schmerzen und deren Auswirkungen.

Eine weitere Studie, die 2013 in der Zeitschrift "Explore" veröffentlicht wurde, untersuchte die Wirksamkeit von EFT bei der Behandlung von chronischen Schmerzen bei Erwachsenen. Die Ergebnisse zeigten eine signifikante Schmerzreduktion sowie eine Verbesserung der Lebensqualität und des emotionalen Wohlbefindens bei den Teilnehmern, nachdem sie EFT-Sitzungen absolviert hatten.

Essstörungen und Suchterkrankungen

Es gibt explorative Studien, die darauf hindeuten, dass EFT bei der Behandlung von Essstörungen wie Bulimie und Anorexie sowie bei der Bewältigung von Süchten wie Rauchen und Esssucht hilfreich sein kann. Wir haben übrigens bereits erörtert, wie man bestimmte Zwangshandlungen mit EFT behandeln kann.

Verbesserung der sportlichen Leistung

Eine 2016 im "International Journal of Sports Science & Coaching" veröffentlichte Studie untersuchte die Wirkung von EFT auf die sportliche Leistung bei Spitzensportlern. Die Ergebnisse zeigten eine deutliche Verbesserung des Selbstvertrauens, der Konzentration und der sportlichen Leistung nach der Anwendung von EFT.

Verringerung der Symptome des prämenstruellen Stresssyndroms (PMS)

Eine 2013 in der Zeitschrift Women & Health veröffentlichte Studie untersuchte die Wirkung von EFT auf die PMS-Symptome bei Frauen. Die Ergebnisse zeigten einen signifikanten Rückgang der mit PMS verbundenen körperlichen und emotionalen Symptome, nachdem ein EFT-Protokoll befolgt worden war.

Verbesserung des psychologischen Wohlbefindens bei Universitätsstudenten

Eine 2018 im "Journal of College Counseling" veröffentlichte Studie untersuchte die Wirksamkeit von EFT bei der Verbesserung des psychologischen Wohlbefindens von Universitätsstudenten. Die Ergebnisse zeigten eine signifikante Verringerung von Angst, Stress und depressiven Symptomen bei den Teilnehmern, nachdem sie EFT-Sitzungen absolviert hatten.

Diese Beispiele verdeutlichen die Vielfalt der klinischen Bereiche, in denen EFT untersucht wurde, und verdeutlichen ihr Potenzial als ergänzende therapeutische Methode. Es sind jedoch weitere Forschungen, einschließlich großer randomisierter kontrollierter Studien, erforderlich, um ihre Wirksamkeit in jedem spezifischen Bereich besser zu verstehen.

GLOSSAR

Angstgefühl: Das Angstgefühl ist ein intensives Gefühl von Unbehagen, Beklemmung oder Furcht, das oft mit Atem- oder Konzentrationsschwierigkeiten einhergeht und häufig mit einer Stress- oder Angstsituation verbunden ist.

Angststörung: Die Angststörung ist ein emotionaler Zustand, der durch Beklemmung, Sorge oder Anspannung gekennzeichnet ist, oft verbunden mit negativen Gedanken und dem Gefühl einer drohenden Gefahr, auch wenn keine tatsächliche Bedrohung vorliegt.

Bewusstsein: Bewusstsein ist die Fähigkeit, sich selbst, die Umwelt und die eigenen Gedanken und Handlungen wahrzunehmen, zu fühlen und sich ihrer gewahr zu sein. Es ist auch die Fähigkeit, zwischen Gut und Böse zu unterscheiden und für seine Handlungen verantwortlich zu sein.

Chronisch: Bezieht sich auf etwas Langfristiges oder Anhaltendes, oft in Bezug auf eine Krankheit oder ein Gesundheitsproblem.

Depression: Eine Depression ist eine psychische Störung, die durch eine anhaltende traurige Stimmung, Verlust des

Interesses oder der Freude an alltäglichen Aktivitäten, Veränderungen des Appetits oder des Schlafs, starke Müdigkeit und Konzentrationsschwierigkeiten gekennzeichnet ist und häufig von Gefühlen der Wertlosigkeit oder Schuldgefühlen begleitet wird.

Emotionen: Eine Emotion ist eine psychologische und physiologische Reaktion auf ein Ereignis oder eine Situation, die sich in Gefühlen wie Freude, Traurigkeit, Angst, Wut oder Liebe äußert, die von physischen Symptomen wie Veränderungen des Herzschlags, der Atmung oder des Gesichtsausdrucks begleitet werden.

Empathie: Empathie ist die Fähigkeit, die Gefühle, Emotionen und Perspektiven anderer Menschen zu verstehen. Dazu gehört, aufmerksam und sensibel für die Bedürfnisse und Erfahrungen anderer zu sein und auf mitfühlende und liebevolle Weise darauf zu reagieren.

Energie: Energie ist ein grundlegendes Konzept, das die Lebenskraft oder Lebensenergie darstellt, die nach den Grundsätzen der traditionellen chinesischen Medizin durch den Körper fließt. Sie gilt als wesentlicher Faktor für die Aufrechterhaltung der Gesundheit und des körperlichen, emotionalen und seelischen Gleichgewichts.

Fibromyalgie: Fibromyalgie ist eine chronische Erkrankung, die durch diffuse Muskel- und Gelenkschmerzen, anhaltende Müdigkeit und Schlafstörungen gekennzeichnet ist und häufig mit

Gedächtnis- und Konzentrationsproblemen einhergeht. Ihre genaue Ursache ist nicht vollständig bekannt, und die Diagnose wird in der Regel durch das Ausschließen anderer Krankheitsursachen gestellt.

Ganzheitlich: Bezieht sich auf einen Ansatz, der eine Person oder ein System als Ganzes betrachtet und dabei alle körperlichen, emotionalen, mentalen, spirituellen und sozialen Aspekte berücksichtigt, um Gesundheit und Wohlbefinden zu fördern.

Hypersensibilität: Hypersensibilität ist eine erhöhte Empfindlichkeit gegenüber äußeren oder inneren Reizen wie Geräuschen, Licht, Emotionen oder sozialen Interaktionen, die zu intensiven emotionalen Reaktionen oder körperlichen Symptomen führen kann.

Hyperventilation: Hyperventilation ist eine übermäßige und schnelle Atmung, die zu einer Verringerung des Kohlendioxidgehalts im Blut führt, was Symptome wie Schwindel, Kribbeln in Händen und Füßen, Schwächegefühl oder Muskelkrämpfe hervorrufen kann.

Hypnose: Hypnose ist ein veränderter Bewusstseinszustand, in dem eine Person empfänglicher für Suggestionen wird. Sie wird häufig von einem Hypnotherapeuten herbeigeführt, um bei der Behandlung von psychischen oder physischen Gesundheitsproblemen zu helfen, unerwünschte Gewohnheiten zu überwinden oder Aspekte des Unbewussten zu erforschen.

Klinisch: Beobachtung oder gründliche Untersuchung der Erscheinungsformen einer Krankheit oder Störung bei einem Patienten.

Klopfen: Das "Klopfen", auch bekannt als "Emotional Freedom Technique" (EFT), ist eine Methode der energetischen Psychologie, bei der bestimmte Akupunkturpunkte am Körper sanft beklopft werden, während man sich auf ein emotionales oder körperliches Problem konzentriert, um Stress, Angst oder andere emotionale Störungen zu reduzieren.

Konditionierter Reflex: Der konditionierte Reflex ist eine automatische Reaktion auf einen zuvor neutralen Reiz, der wiederholt mit einem anderen auslösenden Reiz in Verbindung gebracht wurde, der in der Regel mit einem vergangenen Trauma verbunden ist.

KVT: Die KVT (Kognitive Verhaltenstherapie) ist ein psychotherapeutischer Ansatz, der sich auf die Veränderung dysfunktionaler Gedanken und Verhaltensweisen konzentriert, um verschiedene psychische Gesundheitsprobleme wie Angstzustände, Depressionen, Phobien und Essstörungen zu behandeln.

Mental: Der Begriff "mental" bezieht sich auf alles, was mit dem Geist oder dem Denken zu tun hat, einschließlich kognitiver Prozesse, Emotionen, Wahrnehmungen und intellektueller Fähigkeiten.

Meridiane: Ein Meridian ist eine Energiebahn, durch die das Qi (Lebensenergie) fließt und die zur Diagnose und Behandlung von Energieungleichgewichten im Körper verwendet wird.

Mikroernährung: die Mikroernährung ist ein Zweig der Ernährungswissenschaft, der sich mit den Auswirkungen von Vitaminen, Mineralstoffen, essenziellen Fettsäuren und anderen essentiellen Nährstoffen auf die Gesundheit befasst, die in sehr kleinen Mengen (Mikrogramm oder Milligramm) vorliegen, aber für die optimale Funktion des menschlichen Körpers entscheidend sind.

NLP: NLP (Neuro-Linguistisches Programmieren) ist ein Ansatz der Psychologie, der sich damit befasst, wie Menschen denken, kommunizieren und sich verändern, indem er Denk- und Verhaltensmuster untersucht, um die persönliche Entwicklung und eine effektive Kommunikation zu fördern.

Pathologie: Die Pathologie ist die Lehre von Krankheiten, ihren Ursachen, Prozessen und Auswirkungen auf lebende Organismen sowie die Untersuchung der anatomischen und physiologischen Veränderungen, die mit diesen Krankheiten einhergehen.

Phobie: Eine Phobie ist eine intensive, irrationale und anhaltende Angst vor einem bestimmten Objekt, einer Situation oder einer Aktivität, die zu einer starken Vermeidung der Angstquelle und zu ängstlichen oder panischen Reaktionen führen kann, wenn man mit ihr konfrontiert wird.

Psychologie: Psychologie ist die Wissenschaft vom Verhalten und Erleben des Menschen, einschließlich Kognition, Emotion, Wahrnehmung, Entwicklung und sozialer Interaktionen. Es geht darum zu verstehen, wie die menschliche Psyche funktioniert und wie sie sich auf das Verhalten auswirkt.

Reframing: Reframing ist eine Kommunikations- bzw. Problemlösungstechnik, bei der die Perspektive oder der Bezugsrahmen einer Situation geändert wird, um sie positiver zu betrachten oder um neue Lösungen zu finden.

Psychische Inversion: Zustand, in dem sich ein Mensch befindet, der eine Dissonanz zwischen dem Bewussten und dem Unbewussten erlebt. Daher besteht die Tendenz, das Problem eher beizubehalten als es loszuwerden, da er ein unbewusstes Interesse daran hat.

Schlafstörung: Schlafstörung ist eine Beeinträchtigung des Schlafes, die durch Schwierigkeiten beim Einschlafen, beim Durchschlafen oder beim Erreichen einer guten Schlafqualität gekennzeichnet ist, was zu Tagesmüdigkeit und Störungen bei den täglichen Aktivitäten führt.

Schuldgefühle: Ein als negativ und aufdringlich empfundener Gefühlszustand, der damit zusammenhängt, dass wir einen unserer Werte nicht respektiert haben.

Sophrologie: Die Sophrologie ist eine Methode zur Entspannung und Persönlichkeitsentwicklung, die Atemtechniken, Muskelentspannung und mentale Visualisierung kombiniert, um das körperliche, emotionale und geistige Wohlbefinden zu fördern.

Stimulation: Stimulation bezeichnet das Ermutigen oder Anregen einer Aktivität, eines Prozesses oder einer Reaktion, häufig im Zusammenhang mit dem Hervorrufen einer Reaktion oder eines Ausgleichs in einem Organismus.

Stress: Stress ist eine körperliche und emotionale Reaktion auf einen Druck oder eine Anforderung, die als schwer zu bewältigen wahrgenommen wird und oft mit einem Gefühl der Angst, Muskelverspannungen und Beeinträchtigungen des allgemeinen Wohlbefindens einhergeht.

Sucht: Sucht ist eine psychologische oder physische Abhängigkeit von einer Substanz, einer Aktivität oder einem Verhalten, die einen Kontrollverlust und negative Auswirkungen auf den Alltag zur Folge haben.

SUD: Abkürzung für "Subjective Unit of Disturbance". Es handelt sich um eine Skala, mit der die Intensität des emotionalen oder somatischen Leidens vor einer Klopfrunde gemessen werden kann.

Syndrom: Ein Syndrom ist eine Reihe von Symptomen oder klinischen Zeichen, die gemeinsam auftreten und für eine bestimmte Krankheit oder Störung charakteristisch sind.

Therapie: Eine Therapie ist eine Behandlung zur Linderung, Heilung oder Vorbeugung von körperlichen, emotionalen oder geistigen Störungen mithilfe verschiedener Techniken und Ansätze, die in der Regel von einer qualifizierten psychologischen Fachkraft durchgeführt wird.

Traditionelle Chinesische Medizin: Die Traditionelle Chinesische Medizin (TCM) ist eine alte Heilkunst, die verschiedene Praktiken wie Akupunktur, Kräutertherapie, Massage (Tuina), Ernährungslehre und Energieübungen (Qi Gong) umfasst. Sie beruht auf Konzepten wie Yin und Yang, Qi (Lebensenergie) und den Meridianen und zielt darauf ab, den Körper ins Gleichgewicht zu bringen, um Gesundheit und Wohlbefinden zu fördern.

Trauma: Ein Trauma ist ein extrem belastendes oder erschütterndes Ereignis oder Erlebnis, das dauerhafte emotionale, psychologische oder körperliche Schäden verursachen kann und häufig mit einer Reaktion von Angst, Hilflosigkeit oder Schock einhergeht.

Traurigkeit: Traurigkeit ist eine Emotion, die durch ein Gefühl von emotionalem Schmerz, Kummer oder Unwohlsein gekennzeichnet ist und häufig als Reaktion auf einen Verlust, eine Enttäuschung oder eine schwierige Erfahrung auftritt.

Unbewusstsein: Das Unbewusstsein bezeichnet den Teil der Psyche, der Gedanken, Gefühle, Erinnerungen und Motivationen enthält, die dem unmittelbaren Bewusstsein nicht zugänglich sind, aber dennoch das Verhalten und die Erfahrungen einer Person beeinflussen.

Ungerechtigkeit: Ungerechtigkeit bezieht sich auf eine Situation, in der eine Person oder eine Gruppe unfair oder ungerecht behandelt wird, oft unter Verletzung moralischer Normen, Gesetze oder Gerechtigkeitsprinzipien.

Wut: Ein als negativ und übermächtig empfundener Gefühlszustand, der damit zusammenhängt, dass eine Person einen unserer Werte nicht respektiert hat.

DANKSAGUNG

Ich möchte allen Personen, die zur Entstehung dieses Buches beigetragen haben, meine tief empfundene Dankbarkeit aussprechen. Ihre Unterstützung, ihr Fachwissen und ihre Ermutigung waren in jeder Phase dieses Projekts unverzichtbar.

Mein herzlicher Dank geht an:

Gary Craig, der Wegbereiter dieser wunderbaren Technik.

Dr. Dawson Church, der die klinische EFT durch internationale Studien, Konferenzen und Schulungen entwickelt und wachsen lassen hat.

Dr. Philippe Tournesac, meiner Referenzlehrer, der mich an der medizinischen Fakultät über neurofunktionelle Pathologien unterrichtete.

Dr. Bernard Rosa, der mich am Institut für Integrative Medizin die Behandlung von Allergien und Unverträglichkeiten lehrte.

Dr. Franck Lamagnère, der mich an der Medizinischen Fakultät über generalisierte Angststörungen und die Problematik von Zwangsstörungen unterrichtet hat.

Meine Töchter Anya und Lea für die mühsame Aufgabe des Korrekturlesens dieses Buches.

Meine Seminarteilnehmer und Teilnehmerinnen, die stets einen reichen und vielfältigen Austausch ermöglichen und mit denen ich mein Wissen teilen darf.

Und schließlich alle meine Patienten, die ich anlässlich ihrer verschiedenen Krankheiten auf dem Weg der Heilung begleiten und helfen durfte.

INHALTSVERZEICHNIS

Vorwort 5

Einleitung 8

Vorstellung des Autors 11

Bedeutung des Umgangs mit Emotionen 14

Stress und seine Folgen 17

Geschichte von EFT 22

Grundprinzipien der Emotional Freedom Technique (EFT) 26

Traumata und konditionierte Reflexe 30

Akupunktur 37

Meridiane laut traditioneller chinesischer Medizin 42

EFT Körperpunkte 43

Wahl des Themas 50

Psychische Umkehrung 55

Erinnerungssätze 60

Begriff des Überrestes 64

Reframing Sätze 69

9-Gamut Prozedur und die längere Version 74

Physische Schmerzen 87

Schmerzen mit EFT behandeln 91

EFT für Kinder 98

EFT in Vertretung oder auf Distanz 104

Langfristige Selbstbehandlung mit EFT 114

Beispiele aus der Praxis 116

Zwangs- und Tic-Störungen 157

Erfahrungsberichte 173

Klinische Studien 179

Glossar 183

Danksagung 192

Rechtliche Hinweise

Herausgeber: Eric BESSONNE, 200 Rue des Frères Kennedy

13300 SALON DE PROVENCE FRANCE.

Gesetzliche Hinterlegung: Oktober 2024

Auf Anfrage gedruckt von Amazon

www.ingramcontent.com/pod-product-compliance
Lightning Source LLC
Chambersburg PA
CBHW052154220526
45471CB00004B/1668